ARBEITSGEMEINSCHAFT FÜR FORSCHUNG
DES LANDES NORDRHEIN-WESTFALEN

NATUR-, INGENIEUR- UND GESELLSCHAFTSWISSENSCHAFTEN

121. SITZUNG
AM 9. JANUAR 1963
IN DÜSSELDORF

ARBEITSGEMEINSCHAFT FÜR FORSCHUNG
DES LANDES NORDRHEIN-WESTFALEN

NATUR-, INGENIEUR- UND GESELLSCHAFTSWISSENSCHAFTEN

HEFT 134

LOUIS BUGNARD

Aufbau und Aufgaben
des Institut National d'Hygiène, Paris, im Dienst
der medizinischen Forschung

HERAUSGEGEBEN
IM AUFTRAGE DES MINISTERPRÄSIDENTEN Dr. FRANZ MEYERS
VON STAATSSEKRETÄR PROFESSOR Dr. h. c., Dr. E. h. LEO BRANDT

LOUIS BUGNARD

Aufbau und Aufgaben
des Institut National d'Hygiène, Paris, im Dienst
der medizinischen Forschung

Springer Fachmedien Wiesbaden GmbH

ISBN 978-3-663-00409-7   ISBN 978-3-663-02322-7 (eBook)
DOI 10.1007/978-3-663-02322-7

© by Springer Fachmedien Wiesbaden 1964
Ursprünglich erschienin bei Westdeutscher Verlag, Köln und Opladen 1964

INHALT

Louis Bugnard, Paris

    Aufbau und Aufgaben des Institut National d'Hygiène, Paris, im
Dienst der medizinischen Forschung 7

    A. Organisation und Finanzierung der medizinischen Forschung 11

    B. Staatliche Forschungsinstitute 16

    C. Epidemiologische Erhebungen 18

    Schlußfolgerungen 24

Diskussionsbeiträge

    Professor Dr. phil. *Karl Hinsberg,* Professor Dr. med. *Walter Kikuth,* Professor Dr. med. *Gunther Lehmann,* Dr. jur. *Carl-Heinz Schiel,* Professor Dr. phil. *Friedrich Becker,* Staatssekretär Professor Dr. h. c., Dr.-Ing. E. h. *Leo Brandt,* Monsieur *Adolphe Lutz,* Ambassade de France, Professor Dr. phil., Dr. phil. h. c. *Bernhard Rensch,* Monsieur *Alphonse Barthel,* Directeur du C.E.F.D., Oberregierungs- und -schulrat a. D. *Franz Knauschner,* MdL, Professor Dr. phil. *Georg Melchers,* Professeur *Louis Bugnard* 29

Das Ziel der naturwissenschaftlichen medizinischen Forschung ist die Erweiterung unserer Kenntnisse im Hinblick auf ihre unmittelbare Anwendung:

a) zum Verständnis der Natur und Ursachen der Krankheiten, zur Diagnose, Vorbeugung und zur Behandlung;
b) um die Gesundheit des Menschen, seine körperlichen und geistigen Kräfte immer besser erhalten zu können.

Die naturwissenschaftliche medizinische Forschung tritt also in erster Linie als angewandte Forschung in Erscheinung. Dennoch bestehen enge und unlösliche Beziehungen zwischen Medizin und Biologie auf der einen Seite und den exakten Naturwissenschaften Physik, Chemie und Mathematik auf der anderen Seite. Es ist unmöglich, die Arbeiten der Forscher auf diesen verschiedenen Gebieten streng voneinander abzugrenzen; vielmehr muß eine enge Zusammenarbeit zwischen den verschiedenen Grundwissenschaften und der Medizin bestehen, um die Gesundheit des Menschen so gut wie irgend möglich zu gewährleisten.

Augenblicklich orientiert sich die biologische Forschung – deren Erkenntnisse größtenteils auf den Menschen angewandt werden können – mehr und mehr am Beispiel der reinen physikalischen und chemischen Forschung, nämlich in Richtung auf das unendlich Kleine. Die Fortschritte unserer Kenntnisse von der Struktur der Atome, dem Aufbau der großen Moleküle, den freiwerdenden Energien auf dieser Ebene – die mit den Enzymprozessen eng zusammenhängen –, der Rolle, die sie in den physikalisch-chemischen Zusammenhängen spielen, welche dem Leben der normalen Zellen, aber auch ihren pathologischen Veränderungen zugrunde liegen – alle diese Fortschritte sollten in die Erforschung der Funktionen der Gewebe, der Organe und der lebenden Organismen überhaupt einbezogen werden.

Die tierexperimentelle Forschung gestattet diese Erweiterung in hohem Maße. Gleichfalls leisten die Beobachtungen am gesunden und am kranken Menschen, dank der Genauigkeit der modernen Forschungsmittel für Lebewesen einen wichtigen Beitrag zum Fortschritt unserer Kenntnisse. So entsteht allmählich eine umfassendere und homogenere Auffassung vom Umkreis des Lebens, von den einzelligen Organismen bis zum Menschen, und auf jeder Stufe hat die medizinische Forschung ihren Platz.

Die klinische Forschung, die natürlich den Zugang des Forschers zum Patienten zur Voraussetzung hat, spielt eine wesentliche Rolle. Ihr kommt es zu, die zu lösenden Probleme als erstes zu identifizieren und zu fixieren. Die Beobachtungen am Patienten müssen für die Laborforschung richtunggebend sein und parallel zu ihr verlaufen. Dazu gehört ferner die Entwicklung und Kontrolle der therapeutischen Maßnahmen. Die Anwendung neuer Medikamente auf den Menschen kann selbst nach strenger Nachprüfung durch Tierversuche gewisse Gefahren mit sich bringen. Sie muß jedoch von einem Minimum an Risiko begleitet sein. Daher ist gerade auf diesem Gebiet eine gut abgestimmte internationale Zusammenarbeit notwendig. Es ist unnütz, solche Versuche in allen Ländern der Welt aufzunehmen; die Folgerungen aus guten wissenschaftlichen Untersuchungen in nationalen Institutionen, deren Kompetenz weltweit anerkannt ist, sollten ohne überflüssige Wiederholungen allgemein akzeptiert werden.

Ferner muß anerkannt werden, daß die technologische Forschung innerhalb der Medizin eine immer wichtigere Rolle erlangt. Die Fortschritte in den Forschungs-, Diagnose- und Behandlungsmethoden sind zum großen Teil durch die Erfindung oder Vervollkommnung von Methoden oder Apparaten bedingt, die aus den verschiedensten Sektoren der angewandten Wissenschaft stammen. Ich will nur einige erwähnen: das Elektronenmikroskop, die Anwendung von Radioisotopen in der Medizin, Helligkeitsverstärker, Apparate zur Endoskopie usw.

Die neuerdings von den Physikern und Chemikern entwickelten Forschungsmethoden bringen neue Denkweisen, Techniken und Arbeitsmittel mit sich. Diese ermöglichen es, die Stoffwechselprozesse, welche für das Leben grundlegend sind, organische Funktionen und ihre Beziehungen mit einer bislang undenkbaren Genauigkeit am lebenden Wesen zu erforschen. Der medizinische Forscher muß mit seinen Kollegen von den Grundwissenschaften im Rahmen wohlausgewogener Teams zusammenarbeiten, wobei er die Arbeitsrichtung angibt. Das zwingt ihn, sich mathematische, physikalische und chemische Kenntnisse anzueignen, die zur theoretisch und technisch einwandfreien Durchführung originaler Arbeiten unbedingt erforderlich sind.

Diesen zwingenden Erfordernissen muß durch eine zweckmäßige Organisation Rechnung getragen werden. Stabile Arbeitsbedingungen müssen gesichert sein, d. h., sowohl in menschlicher als auch in materieller Hinsicht dürfen die Arbeitsmittel nicht mehr, dem Instanzenwechsel unterworfen, von einem Ort zum anderen verlegt werden, wenn man zufriedenstellende Leistungen erzielen will. Außerdem wird die medizinische Forschung immer weniger die Sache von einzelnen. Sie kann in den meisten Fällen nur noch von Gruppen von Forschern geleistet werden, die nach der ins Auge gefaßten Aufgabe ausgesucht und gruppiert worden sind. Diese Voraussetzungen erfordern folgendes:

a) – an Ausrüstung: die Verfügung über Räumlichkeiten, die den Forschungsarbeiten und ihrer Zielsetzung entsprechen, und die ausreichende Bereitstellung von modernen Apparaten. Für die medizinische Forschung ist es das beste, diese Labors in den Krankenhäusern unterzubringen, wo allein die Beobachtungen am kranken Menschen möglich sind. Die Untersuchungen am gesunden Menschen, seiner Beziehungen zur Umwelt und zu den Arbeitsbedingungen, können jedoch außerhalb des Krankenhauses durchgeführt werden;

b) – an Personal: die Schaffung einer unabhängigen und stabilen Laufbahn für die Forscher und die Bildung von Teams – im allgemeinen unter Leitung eines Arztes – sind für eine erfolgreiche Forschungstätigkeit unerläßlich. Eine Forschungseinheit muß aus einer bestimmten Anzahl von Forschern und Technikern zusammengesetzt werden, die ihre Bemühungen in einer fruchtbaren Zusammenarbeit vereinigen. Ihre Gehälter und die angebotenen Zukunftsaussichten müssen eine Vollbeschäftigung gestatten, die sich je nach der Art der absolvierten Studien auf Labor und Krankenhausdienst verteilt, wobei nur die Leistung ausschlaggebend ist.

Damit sich die jungen Leute zur Forschung hingezogen fühlen, müssen sie dort zufriedenstellende Lebensbedingungen und die Gewißheit einer gesicherten Zukunft vorfinden. Das ist das Problem, das sich in Frankreich seit der Schaffung des „Centre National de la Recherche Scientifique" zwischen 1931 und 1939 und bei der Ausrichtung des *„Institut National d'Hygiène"* auf die medizinische Forschung im Jahre 1946 gestellt hat.

Die Laufbahn eines Forschers ist heute in unserem Lande auf die Universitätskarriere abgestellt, wenigstens was die Gehälter anbelangt. Die Forscher sind in fünf Kategorien klassifiziert:

a) „Stagiaires de Recherche"

Bei diesen handelt es sich um die Anwärter, die auf der Grundlage ihrer akademischen Titel oder technischer Diplome und der Forschungsarbeit, die sie unter Umständen schon geleistet haben, in den Laboratorien eingestellt werden, wo sie entweder ihre früheren Forschungen fortsetzen oder aber neue unternehmen können. Sie werden auf die Dauer von zwei Jahren eingestellt. Im Laufe dieser Zeit können ihre Fähigkeiten und der mögliche Ertrag ihrer Forschungsarbeit durch einen Bericht, der am Jahresende der einstellenden Verwaltungsbehörde vorgelegt wird, abgeschätzt werden. Ihr Arbeitslohn beträgt gleichmäßig ¾ des Gehalts der Universitäts-Attachés für Forschung.

b) „Attachés de Recherche"
Diese werden für einen unterschiedlichen Zeitraum, für höchstens 6–8 Jahre ernannt und jährlich auf Grund ihres Arbeitsberichtes in ihrer Funktion bestätigt, unter Umständen auch infolge einer Empfehlung durch den Direktor des Labors, in dem sie arbeiten. Ihr Gehalt entspricht dem eines medizinischen Fakultätsassistenten.

c) „Chargés de Recherche"
Ihre Stellung entspricht der der „chefs de travaux de Faculté". Die Forscher mit fortgeschrittener Leistung, die in diese Gruppe kommen, ohne die ersten Stadien durchlaufen zu haben, können sofort den Rang eines „Chargé de Recherche" erhalten, wenn sie im Besitze des Doktortitels (Doctorat ès Sciences) bzw. eines gleichwertigen akademischen oder klinischen Grades sind. Die Tätigkeit im Range eines „Chargé de Recherche" ist zeitlich nicht begrenzt. Die Ernennungen gelten für drei Jahre und werden jährlich auf Grund der eingereichten Arbeitsberichte erneut bestätigt.

d) „Maîtres de Recherche"
Ihre Stellung entspricht der eines „Maître de Conférences" an der Universität. Die Ernennungen gelten für einen Zeitraum von 5 Jahren. Sie können je nach der wissenschaftlichen Wirksamkeit revidiert werden.

e) „Directeurs de Recherche"
Ihre Stellung entspricht der eines „Professeur titulaire des Facultés". Sie werden unbefristet ernannt, Beamten gleichgestellt und sind wie diese verpflichtet, alljährlich einen Beitrag zur Altersversorgung zu leisten. Die Altersgrenze liegt wie bei den Professoren der Fakultät momentan bei 70 Jahren.

Neben dem Forschungspersonal rangieren die Techniker und technischen Mitarbeiter, die an der Arbeit in den Forschungszentren und Laboratorien mitwirken. Je nach ihren technischen Fähigkeiten werden sie in verschiedene Kategorien eingestuft, die vom Ingenieur und Spezialisten bis zu den Verwaltern und gewöhnlichen technischen Laborhilfskräften reichen. Sie unterstehen unmittelbar dem Leiter des Labors oder dem Forscher, dem sie zugeteilt sind. Sie werden jährlich auf Grund eines vom Abteilungsleiter eingereichten Berichtes in ihrer Funktion bestätigt und gehören zu den „Angestellten unter Vertrag" (employés contractuels), wie man in Frankreich sagt.

Nach diesen allgemeinen Vorbemerkungen möchte ich mich jetzt speziell mit dem *Institut National d'Hygiène* und seiner Rolle in der Organisation der medizinischen Forschung in Frankreich befassen.

Das im November 1941 gegründete *Institut National d'Hygiène* ist eine öffentlich-rechtliche Institution, die finanziell autonom ist und dem Ministerium für Gesundheitswesen und Bevölkerungsfragen, demnach dem Staatsminister für wissenschaftliche Forschung untersteht. Die Verwaltung dieser Institution obliegt einem Verwaltungsrat, dessen Zusammensetzung gesetzlich geregelt ist, und einem Direktor, der vom Minister für Gesundheitswesen auf Vorschlag des Verwaltungsrates ernannt wird.

Dem Direktor steht ein Wissenschaftlicher Beirat zur Verfügung, der beauftragt ist, mit ihm zusammen den allgemeinen Orientierungsplan für die wissenschaftliche Tätigkeit des Instituts auszuarbeiten und seine Stellungnahme bei der Vergabe von Stellen an Forscher und technische Mitarbeiter sowie bei Subventionen für Ausstattung und Betriebe abzugeben. Den Vorsitz in diesem Wissenschaftlichen Beirat führt der ständige Sekretär der Medizinischen Akademie.

Die Aufgaben des *Institut National d'Hygiène* lassen sich zur Zeit – nachdem es sich infolge des ständigen Anstiegs der Budgetmittel allmählich entfaltet hat – folgendermaßen klassifizieren:

A) Organisation und Finanzierung der medizinischen Forschung.
B) Untersuchung verschiedener Probleme, die den Gesundheitszustand und die Hygiene in unserem Lande betreffen und ohne Spezialinstitute durchgeführt werden können.
C) Epidemiologische Forschungen, die sich im wesentlichen auf die Durchführung sozialmedizinischer Erhebungen stützen und von allgemeinem Interesse sind.

A. *Organisation und Finanzierung der medizinischen Forschung*

Wir heben noch einmal die Tatsache hervor, daß es nicht möglich ist, eine strikte Grenze zwischen der Grundlagen- und der angewandten Forschung zu ziehen. Die Arbeit des *Institut National d'Hygiène* soll den Beziehungen Rechnung zu tragen, die zwischen den Universitäts- und klinischen Laboratorien und den Instituten für Grundlagen- und angewandte Forschung, die auf biologische und medizinische Probleme ausgerichtet sind, hergestellt werden müssen.

Die Tätigkeit des *Institut National d'Hygiène* hat sich im Verhältnis zu seinen finanziellen Mitteln entwickelt. Diese wurden im Verlauf der letzten Jahre starkt erhöht und liegen momentan dreimal so hoch wie 1958. Die Aktivität der „Délégation Générale pour le développement de la Recherche Scientifique", des Allgemeinen Ausschusses für die Entwicklung der wissenschaftlichen Forschung, der 1958 unter dem Patronat des Ministerpräsidenten gegründet wurde, ist auf diesem Gebiet besonders erfolgreich gewesen.

Die Bemühungen des *Institut National d'Hygiène* um die Entwicklung der medizinischen Forschung bewegen sich momentan auf zwei Ebenen:

1. auf der Ebene der einzelnen Forscher, die in schon bestehenden Labors, in den medizinischen Fakultäten, den Kliniken oder spezialisierten Forschungsinstituten tätig sind. Diese Forscher unterstehen dem Leiter des Labors, in dem sie arbeiten. Sie untersuchen entweder sie persönlich interessierende Probleme oder solche, deren Untersuchung zur Tätigkeit des Labors gehört. In diesem Falle arbeiten sie direkt mit dem Laborpersonal zusammen. Ein oder mehrere technische Mitarbeiter sowie Subventionen für Ausstattung und Durchführung können dem Forscher zur Verbesserung seiner Arbeitsleistung zur Verfügung gestellt werden.

2. auf der Ebene der Forschungsgruppen und -Einheiten. Die Untersuchung spezieller Probleme der medizinischen Forschung kann im allgemeinen nur gelingen, wenn mehrere Forscher, Fachleute auf verschiedenen Gebieten, ihre Bemühungen vereinigen. Aus diesem Grunde hat das *Institut National d'Hygiène* je nach der Bedeutung der Forschungsaufgaben Gruppen von Forschern zusammengestellt, denen eine entsprechende Anzahl von technischen Mitarbeitern zur Seite steht und die ihre Tätigkeit auf die Lösung bestimmter Probleme konzentrieren. Da das *Institut National d'Hygiène* sich vor allem mit der Organisation der medizinischen Forschung befaßt – von der klinische Forschung einen wesentlichen Bestandteil darstellt –, ist es bemüht, die meisten seiner Forschungsgruppen in den Krankenhäusern unterzubringen, um so auf leichte Weise den Kontakt mit den Patienten zu gewährleisten. Es ist in der Tat eines der kennzeichnenden Merkmale der sich mit medizinischer Forschung befassenden Laboratorien, daß sie einerseits mit der Forschungsführung und andererseits mit der Krankenhausorganisation verbunden sind. Die eine muß ihnen die notwendigen Arbeitsmittel – Menschen, Material und

Betriebsmittel – zur Verfügung stellen, die andere gibt ihnen die Möglichkeit, ihre Forschungen auf die Kranken auszurichten, indem sie die Untersuchungsmöglichkeiten, die der medizinische Forscher nur im Krankenhaus vorfindet, zur Verfügung stellt. Eine gute Koordinierung muß die Unabhängigkeit des Forschers und die unbedingt notwendige Verläßlichkeit der zur Verfügung stehenden Arbeitsmittel garantieren. Diese klinischen Forschungslaboratorien heißen unités de recherche (Forschungseinheiten). Sie müssen so aufgefaßt werden, daß sie in keinem Fall das Krankenhausleben behindern, sondern daß die Kranken von ihrer Arbeit profitieren.

Je nach dem Ziel, das ihr gesteckt wird, umfaßt eine Einheit fünf bis zehn Forscher und zehn bis zwanzig technische Mitarbeiter für einen Arbeitsumkreis in der Größenordnung von etwa 1200 m^2.

Leiter der Einheit ist ein Mediziner, der sich ganz der Forschungsarbeit widmet. Die ihm unterstellten Forscher gehören zum Forschungspersonal des *Institut National d'Hygiène*. Sie sind auf verschiedenen Gebieten spezialisiert. Auch Nicht-Mediziner sind eingeschlossen, die in den Grundwissenschaften, welche für den Fortschritt der Arbeiten oft unerläßlich sind, sich besonders qualifiziert haben, also Biologen und Kliniker. Die Zusammensetzung der technischen Mitarbeiter ist gleichfalls sehr unterschiedlich. Der Bedarf an Fachleuten für Elektronik wächst ständig und hat speziellen Nachholbedarf. Die Einheit braucht ferner einen Verwaltungsfachmann, der in der Verwaltung der Gruppe mit den Verwaltungsstellen des *Institut National d'Hygiène* zusammenarbeitet.

Die Unterbringung der Forschungseinheiten in den Krankenhäusern ist augenblicklich in Frankreich verhältnismäßig leicht zu bewerkstelligen. Das Gelände für die notwendigen Bauten ist verfügbar. Nichtsdestoweniger gibt es auch Schwierigkeiten. Der Zugang zu den Patienten im Krankenhaus ist nämlich an die Zugehörigkeit zum Krankenhauspersonal gebunden, die wiederum von verschiedenen Prüfungen abhängt. Hierfür sind längere Vorbereitungen allerdings unerläßlich, Arbeiten, die die Forscher oft nicht erledigen können, ohne dafür viel Zeit zu opfern, die ihrer Vorbereitung auf Forschungsvorhaben verlorengeht. Gerade deshalb wird auf die Auswahl der Forscher, die für eine neue Forschungseinheit eingestellt werden, besondere Sorgfalt verwandt. Klinische Forscher sind in Frankreich die am häufigsten Berufenen, unter ihnen z. T. ehemalige Assistenzärzte von Krankenhäusern.

Die Einheit, deren Leiter vom Direktor des *Institut National d'Hygiène* nach Anhörung des Wissenschaftlichen Beirates ernannt wird, untersteht meistens einem Chef der Krankenhausverwaltung, der für die Kontakte zwischen der Einheit und dem klinischen Betrieb verantwortlich ist. In jedem Fall ist der Forschungsgruppe ein wissenschaftlicher Ausschuß beigeordnet, dessen Vorsitz im allgemeinen der Chef der Krankenhausverwaltung führt, dem der Leiter der Einheit zur Seite steht. Er wird über die Forschungsarbeiten auf dem laufenden gehalten und zur Stellungnahme über die Arbeitsleistung und zukünftige Ausrichtung der Arbeit aufgefordert.

In gewissen Fällen findet man in den Krankenhäusern schon die Räumlichkeiten vor, in denen das Forschungspersonal einer Einheit und das zugehörige Material untergebracht werden können. Das *Institut National d'Hygiène* ist gehalten, diese Erleichterungen auszunutzen und bildet in solchen Fällen eine Arbeitsgemeinschaft, genannt groupe de recherche (Forschungsgruppe), die sich dann in den verfügbaren Räumlichkeiten installiert. Die Funktion dieser Gruppe entspricht der einer Forschungseinheit.

Bis jetzt hat das *Institut National d'Hygiène* 14 Forschungseinheiten und 18 Forschungsgruppen geschaffen. 15 Einheiten befinden sich in Vorbereitung, und 55 sind auf 1965 terminiert. Für 1962 bis 1965 hat der nationale Etatplan dem *Institut National d'Hygiène* 90 Millionen Francs für die Durchführung seiner Vorhaben zur Verfügung gestellt.

Die Einheiten sind in Paris und in der Provinz untergebracht, je nach den für ihre Leitung zur Verfügung stehenden geeigneten Persönlichkeiten. Bis jetzt befindet sich die Mehrzahl der errichteten Einheiten in Paris, wo auch die ersten speziellen Forschungsgruppen geschaffen worden sind. Augenblicklich werden große Anstrengungen unternommen, um auch in der Provinz die Entwicklung derartiger Gruppen zu fördern.

Die Einheiten sind Ausbildungs- und Fortbildungszentren für medizinische Forscher, und dadurch erlangt ihr Aufbau noch zusätzlich besondere Bedeutung. Es gibt in der Tat noch keine Ausbildungslehrgänge für medizinische Forscher. Bei der Einstellung sind momentan die klinische Ausbildung (im allgemeinen handelt es sich um ehemalige Assistenzärzte der Krankenhäuser) oder die in den wissenschaftlichen Fakultäten erworbenen Grade, meistens eine licence, ausschlaggebend.

Für die nächste Zukunft hat man sich in Frankreich innerhalb der Reform des Medizinstudiums die Vorbereitung auf die Forschung vorgenommen. Lehrstühle für die Forschung, eine Art dritter Zyklus der Lehre, sind vorgesehen und sollen unverzüglich in den medizinischen Fakultäten eingerichtet werden.

Das *Institut National d'Hygiène* ist jedoch schon seit längerem an bestimmten speziellen Lehrfächern interessiert, besonders an Statistik, die in

Biologie und Medizin anzuwenden ist. Eine derartige Unterweisung wird an der medizinischen Fakultät von Paris, an der Sorbonne und an verschiedenen Universitäten in der Provinz erteilt. Sie umfaßt eine Wiederholung mathematischer Begriffe, welche der Mediziner häufig ignoriert, die aber für eine korrekte Durchführung eines Medizinstudiums unbedingt notwendig sind.

Andererseits hat sich das *Institut National d'Hygiène* mit den Möglichkeiten befaßt, seinen Forschern Stipendien für Auslandsaufenthalte zu beschaffen, durch die sie ihre Kenntnisse vervollkommnen und persönliche Kontakte mit ausländischen Forschern anknüpfen können.

Über die Direction Générale des Relations Culturelles stellt die französische Regierung jedes Jahr französischen medizinischen Forschern 10 bis 15 Stipendien zur Verfügung, die den Forschern gestatten, 6 bis 12 Monate lang in einem ausländischen Labor zu arbeiten.

Außerdem verfügt das *Institut National d'Hygiène* über eine gewisse Anzahl von Austauschstipendien, durch die die französischen Forscher für einige Wochen oder Monate in einem ausländischen Laboratorium arbeiten und ausländische Forscher nach Frankreich kommen können. Austauschprogramme dieser Art bestehen z. Zt. zwischen Frankreich und Großbritannien mit Hilfe der Ciba-Stiftung, zwischen Frankreich und Belgien im Rahmen des staatlichen Unterrichtswesens. Die staatlichen Institute für Gesundheitswesen von Bethesda (USA) bieten seit einigen Jahren französischen Forschern Aufenthalts- und Forschungsmöglichkeiten in amerikanischen Laboratorien; die vom *Institut National d'Hygiène* weitergeleiteten Anträge werden in letzter Instanz von den amerikanischen Komitees entschieden. Mit dem Medical Research Council, Großbritannien, wird momentan die Möglichkeit eines Austauschprogrammes erwogen.

Die dem *Institut National d'Hygiène* zur Verfügung stehenden finanziellen Mittel haben bisher nur die Planung von Forschungseinheiten in beschränkter Größenordnung erlaubt. Vielleicht kann man in einigen Jahren die Schaffung noch bedeutenderer Institute ins Auge fassen, die besonders einige Einheiten mit übereinstimmenden Aufgabenbereichen zusammenfassen sollten. Bis jetzt schien es so, daß der Bau von bescheideneren Laboratorien, denen aber das notwendige spezielle Material für die Durchführung genau bestimmter Programme zur Verfügung stand, vorzuziehen war, welche der klinischen Forschung zu rascheren Fortschritten verhalfen.

Zusammenfassend kann man sagen, daß die Gesamtzahl der Forscher des *Institut National d'Hygiène* sich 1963 auf 359 belaufen wird. In dieser

Zahl sind die Einzelforscher und die zu Einheiten zusammengefaßten Forscher enthalten. Die Zahl der technischen Mitarbeiter beträgt 372. Für jede dieser beiden Kategorien ist für die Jahre 1964 und 1965 eine Zunahme um 125 Einheiten vorgesehen. Die Zahl der Forscher hat sich seit 1959 praktisch verdoppelt, die der technischen Mitarbeiter hat sich im gleichen Zeitraum verdreifacht. Dies zeigt, welch große Anstrengungen in Frankreich für die in den früheren Jahren stark in Rückstand geratene medizinische Forschung unternommen worden sind.

Wir haben uns bislang ausschließlich mit den personellen Problemen befaßt. Das *Institut National d'Hygiène* hat darüber hinaus den Auftrag, die Laboratorien mit technischem und wissenschaftlichem Material auszurüsten sowie den Einzelforschern und den Forschungsgruppen bzw. -Einheiten die notwendigen Arbeitskredite zu sichern.

Für die Einzelforscher handelt es sich meistens um den Ankauf von Material in größerem oder kleinerem Umfang und um den Unterhalt der erforderlichen Versuchstiere. Bei den Einheiten obliegen die Unkosten für Material, Betrieb und Verwaltung gänzlich dem *Institut National d'Hygiène*. Sie werden sich 1963 insgesamt auf etwa 1.300.000 fr. belaufen.

B. Staatliche Forschungsinstitute

Im Laufe der letzten Jahre hat sich das *Institut National d'Hygiène* bemüht, für bestimmte Probleme, die die Gesundheit und die Hygiene in unserem Land betreffen, ein staatliches Laboratorium zu schaffen; drei Abteilungen sind augenblicklich im Aufbau, und ihre Tätigkeit in provisorischen Räumen ist bereits angelaufen. Der Bau entsteht auf einem Gelände in Vésinet, in der Nähe von Paris. Er wird wahrscheinlich Ende 1963 fertiggestellt.

Bei den drei Abteilungen, die ihre Arbeit schon aufgenommen haben, handelt es sich um:

1. – die Zentralstelle für den Schutz gegen ionisierende Strahlen, die im November 1956 geschaffen wurde. Dieser Einrichtung obliegt die Untersuchung und Kontrolle der Gefahren, die sich für die gesamte Bevölkerung aus der Anwendung von ionisierenden Strahlen in der Diagnose und Therapie, aus der Verwendung von radioaktiven Isotopen in den Forschungslaboratorien, den Krankenhäusern und in der Industrie sowie aus der zunehmenden Verwendung der Atomenergie für friedliche Zwecke ergeben. Diese Kontrolle wird von mehreren ministeriellen Behörden durchgeführt, aber da es

sich um Gefahren für den Menschen handelt, hauptsächlich jedoch vom Gesundheitsministerium im Hinblick auf die der gesamten Bevölkerung drohenden Gefahren und vom Arbeits- und Sozialministerium für die berufsmäßig gefährdeten Personen. Auch das Commissariat à l'Energie Atomique trägt eine große Verantwortung auf diesem Gebiet. Unter der Leitung dieser drei Ministerien wurde im Rahmen des *Institut National d'Hygiène* die Zentralstelle für den Schutz gegen ionisierende Strahlen geschaffen.

Die Zentralstelle für den Schutz gegen ionisierende Strahlen verfügt also bereits über provisorische Räume in Vésinet. Ihre Belegschaft beträgt 95 Personen.

Forschungen zur Verbesserung der Verfahren, die beim Messen der Strahlungen und bei der Identifizierung der verseuchenden Substanzen angewandt werden, sind in der Entwicklung begriffen. Zur Bestimmung der Verseuchung der Luft (durch Filtrierung aufgefangener Partikel), des Trinkwassers, der Wasserläufe und der Nahrungsmittel sind schon etwa zwanzig Probeentnahmestellen in der Provinz eingerichtet worden.

Zwischen drei in der Provinz geschaffenen Laboratorien, die momentan in den Räumen von Universitäten untergebracht sind, und dem Labor von Vésinet, das von Prof. Pellerin geleitet wird, besteht eine enge Zusammenarbeit. Es handelt sich um:

das Laboratorium von Prof. Chevallier in Straßburg, das sich besonders mit der radioaktiven Verseuchung der Nahrungsmittel befaßt,

das Laboratorium von Prof. Burg in Nancy, das sich in Verbindung mit Euratom auf die Messung der Radioaktivität des Regenwassers, des Mineralwassers und gewisser Flußläufe, insbesondere des Rheins, spezialisiert hat,

das Laboratorium von Prof. Berger in Lyon, das mit der Untersuchung der Radioaktivität der Wasserläufe beauftragt ist, insbesondere der Rhône. Die Probeentnahmen finden oberhalb und unterhalb der Stellen statt, wo sich die Abwässer der im unteren Rhônetal gelegenen atomaren Werkstätten in den Strom ergießen.

Ein besonderes Laboratorium, das sich mit den Maßeinheiten der ionisierenden Strahlen befaßt, wurde M. Allisy anvertraut, der Mitglied der Internationalen Kommission für Radiologie ist und sich mit diesen Problemen im Internationalen Büro für Maße und Gewichte in Paris befaßt.

In Vésinet besteht ebenfalls ein Kontrollabor für die Messung der Dosen, die berufsmäßig gefährdete Personen empfangen haben. Dafür verwendet man fotografische Filme oder ionimetrische Dosimeter.

Im Rahmen des *Institut National d'Hygiène* wurden außerdem mit verschiedenen Laboratorien in Paris und in der Provinz Abmachungen für die Erforschung der Probleme getroffen, die aus den Gefahren herrühren, die Strahlungen ausgesetzten Menschen drohen. Die betreffenden Laboratorien haben sich auf bestimmte Gebiete spezialisiert: Genetik, Strahlungen aus energiereichen Teilchen.

2. – Das Forschungs- und Kontrollaboratorium für Luftverseuchung, das zu Beginn des Jahres 1962 unter der Leitung von Dr. Roussel ins Leben gerufen wurde. Seine Aufgaben, die heute noch auf verschiedene, bereits bestehende Laboratorien verteilt sind, werden Ende 1963 in Vésinet zusammengefaßt. Es handelt sich momentan um eine Belegschaft von etwa 30 Personen.

Die Forschungen beziehen sich: auf die Bestimmung des Verseuchungsgrades der Atmosphäre durch Staub, Rauch und bestimmte gasförmige, chemische Substanzen, die vor allem in den Großstädten von den Heizungen, den Kraftfahrzeugen und bestimmten Fabriken in die Atmosphäre ausgestoßen werden; auf Verfahren zur Kontrolle und Vermeidung dieser Verseuchung und auf die nachteiligen Folgen, die sich für die Menschen, besonders für die menschlichen Atmungsorgane, daraus ergeben können.

Im übrigen werden im ganzen Lande Untersuchungen zur quantitativen Abschätzung der Gefahren durch Luftverseuchung durchgeführt.

3. – Das Laboratorium zur Untersuchung der Giftstoffe in Nahrungsmitteln. Das Gebäude in Vésinet wird erst im Laufe des Jahres 1964 fertiggestellt sein. Augenblicklich werden die Arbeiten in der Einheit für Diätforschung, die Dr. Trémolières leitet, durchgeführt. Die Arbeiten richten sich im wesentlichen auf die Untersuchung der Giftigkeit gewisser in den Nahrungsmitteln verwendeter Stoffe: synthetische Nahrungsmittel und chemisch konservierte Nahrungsmittel. Es handelt sich hier um ein wichtiges Problem, das wir so schnell wie möglich untersuchen wollen.

C. Epidemiologische Erhebungen

Die dritte Aufgabe des *Institut National d'Hygiène* besteht darin, statistische Erhebungen durchzuführen, die möglichst genaue Angaben über Gesundheits- und Hygieneprobleme, die die gesamte Bevölkerung des Landes betreffen, verschaffen. Trotz der großen Fortschritte, die im Laufe der letzten Jahre gemacht wurden und die es ermöglichten, den Erhebungen, die sich auf einen Bruchteil der Bevölkerung erstreckten, solide Grundlagen und eine gültige Interpretation zu geben, handelt es sich hier immer noch um ein Forschungsproblem. Durch die Schaffung einer Forschungseinheit für medizinisch-statistische Forschung unter der Leitung von M. Schwartz, dessen Arbeiten auf diesem Gebiet international hoch geschätzt werden, hat das *Institut National d'Hygiène* diesem Problem die Bedeutung gegeben, die ihm zukommt.

In Zusammenarbeit mit dieser Forschungseinheit für Statistik werden die epidemiologischen Erhebungen und die grundlegenden Stichproben festgelegt, bevor sie in speziellen Abteilungen des *Institut National d'Hygiène* ausgewertet werden. Die Umfragen werden von qualifizierten Medizinern, denen spezialisierte Mitarbeiter des *Institut National d'Hygiène* zur Seite stehen, durchgeführt. Es handelt sich dabei im allgemeinen um junge Mediziner, in Teilzeitbeschäftigung, deren Aufgabe es ist, entweder in Krankenhäusern oder Privatwohnungen die Formulare, die als Grundlage für die Erhebung dienen, ausfüllen zu lassen und einzusammeln.

Manche dieser Erhebungen beziehen sich auf die gesamte Bevölkerung. Es handelt sich dabei um diejenigen, die auf den obligatorischen Meldungen basieren, zu denen sämtliche Ärzte des Landes zwecks Unterrichtung der Regierung über den Gesundheitszustand der Bevölkerung verpflichtet sind: Mitteilung der Todesursache und Meldung ansteckender Krankheiten. Leider ist die Liste der meldepflichtigen Krankheiten in Frankreich ziemlich beschränkt. Nicht erwähnt werden Krankheiten von wesentlicher Bedeutung, wie Krebs, Tuberkulose, Kreislaufstörungen und rheumatische Erkrankungen. Was letztere anbelangt, bemühen sich die zuständigen Stellen des *Institut National d'Hygiène*, auf Grund von entsprechenden Stichproben in den Städten, auf dem Lande und in den Industriegebieten, gewisse Bevölkerungsgruppen abzugrenzen, um gültige Resultate zu erzielen.

Ich möchte mich darauf beschränken, nur einige der laufenden Erhebungsgegenstände zu erwähnen:
- Erhebungen über die Ernährungsweise in verschiedenen Gegenden des Landes: in quantitativer und in qualitativer Hinsicht.
- Erhebungen über die Tuberkulosesterblichkeit.
- Erhebungen über angeborene Kinderkrankheiten.
- Erhebungen über die Krebssterblichkeit und über die mit den verschiedenen therapeutischen Mitteln, die in den auf die Krebsbekämpfung spezialisierten Krankenhäusern angewendet werden, erzielten Resultate.
- Erhebungen über psychiatrische Krankheiten und ihre Therapie.
- Erhebungen über den Alkoholismus.

Bei gewissen Erhebungen wird das *Institut National d'Hygiène* finanziell unterstützt:

a) – durch verschiedene nationale Institutionen bei der
- Erhebung über Lungenkrebs in Zusammenhang mit Tabakrauch: finanziert durch das staatliche Tabakmonopol;
- Erhebung über die Chemoprophylaxe der Tuberkulose: unterstützt durch die „Caisse Nationale de la Sécurité Sociale" (Sozialversicherung);
- Erhebung über die Entwicklung bestimmter durch Vererbung übertragbarer Krankheiten: unterstützt durch die Caisse Nationale de la Sécurité Sociale;
- Erhebung über die Alterung und das Auftreten gewisser Krankheiten beim alten Menschen: unterstützt durch die „Sécurité Sociale minière" (Knappschaft).

b) – durch internationale Institutionen, wie den Internationalen Kinderhilfsfonds, bei der Erhebung über das Wachstum der jungen Menschen.

Diese Erhebungen erstrecken sich im allgemeinen über mehrere Jahre. Ihre Resultate werden regelmäßig im Bulletin des *Institut National d'Hygiène*, das alle zwei Monate erscheint, veröffentlicht. Einige werden als Monographien herausgegeben (im Durchschnitt 4 pro Jahr).

Für die Untersuchung und die Auswertung der Erhebungsergebnisse verfügt das *Institut National d'Hygiène* über eine Reihe von speziellen Abteilungen, die im Institutsgebäude untergebracht sind: Abteilung für Krebs, für Tuberkulose, für ansteckende Krankheiten, für Kinderheilkunde, für psychiatrische und für Geschlechtskrankheiten, Abteilung für Statistik und Kalkulation, allgemeine Abteilungen.

Augenblicklich bemüht sich das *Institut National d'Hygiène* intensiv um eine Ausweitung der Forschungen auf dem Gebiete der Epidemiologie. Die nationalen Behörden haben ihre Bedeutung erkannt und sind bemüht, den Medizinstudenten im Rahmen der Reform des Medizinstudiums grundlegende Kenntnisse vor allem in der Mathematik zu vermitteln, die zur Auswertung der statistischen Angaben, welche in der Biologie und in der Medizin eine hervorragende Rolle spielen, unerläßlich sind.

Wie ich schon sagte, liegt das Budget des *Institut National d'Hygiène* beim Staat. Abgesehen von den Forschern beläuft sich das Verwaltungspersonal und die mit der Durchführung, der Kontrolle und der Auswertung der Erhebungen beschäftigte Personengruppe auf 116. Das Institut kann jedoch Unterstützungen von nationalen Institutionen oder Privatpersonen entgegennehmen, die zur Förderung der medizinischen Forschung unter seiner Leitung beitragen wollen. Im Laufe der letzten Jahre ging der Staat bei der Festsetzung der Steuern dazu über, über eine bestimmte gemeldete Einkommenshöhe hinaus den Abzug eines gewissen Prozentsatzes zu gestatten, der zur Unterstützung der Forschung dienen soll. Durch Vermittlung nationaler Forschungsinstanzen wird die abgezogene Summe vom Spender bestimmten selbstgewählten Laboratorien zur Verfügung gestellt. Diese Initiative, die in den Vereinigten Staaten schon sehr gebräuchlich ist, ist zu neu, als daß der Ertrag schon richtig beurteilt werden könnte. Für den Augenblick ist er noch relativ unbedeutend.

*

Ich möchte Sie nun noch mit anderen Institutionen bekanntmachen, die die medizinische Forschung in Frankreich unterstützen.

An erster Stelle möchte ich von der wichtigsten sprechen, nämlich vom „Centre National de la Recherche Scientifique", das die erste staatliche Institution zur Unterstützung der Forschung in Frankreich gewesen ist.

Es handelt sich ebenfalls um eine autonome, öffentlich-rechtliche Einrichtung, die mit dem Ministerium für Erziehungswesen verbunden ist und deren Aufbau bei der Schaffung des *Institut National d'Hygiène* als Vorbild diente. Seit ihrer Gründung im Jahre 1931 wurde die Satzung mehrmals abgeändert. Es handelt sich hier um die bei weitem wichtigste Forschungsinstitution in Frankreich. Ihre Tätigkeit erstreckt sich auf die exakten Wissenschaften Mathematik, Physik und Chemie, auf die biologischen und auf die Geisteswissenschaften. Von den 32 Sektionen, die das Centre umfaßt, gehören 19 zur Gruppe der mathematischen, physikalisch-chemischen und biologischen Naturwissenschaften und 13 zu den Geisteswissenschaften. Diese Sektionen setzen sich aus speziellen Wissenschaftlern zusammen, deren Aufgabe es ist, die Direktion auf den wesentlichen Gebieten der Forschung zu beraten.

Für die biologischen und medizinischen Naturwissenschaften handelt es sich um vier spezielle Sektionen: für Physiologie, Zellenbiologie, biologische Chemie, experimentelle Pathologie, Pharmakodynamik und experimentelle Therapie.

Für die Bezahlung der Forscher und der technischen Mitarbeiter gelten die gleichen Bestimmungen wie im Falle des *Institut National d'Hygiène*. Der Ausschuß für experimentelle Pathologie und Pharmakologie wird 1963 die Tätigkeit von 197 Forschern, hauptsächlich Medizinern, überwachen und eng mit den Forschern des *Institut National d'Hygiène* zusammenarbeiten. Zur

Förderung der medizinischen Forschung arbeiten das Centre National de la Recherche Scientifique und das *Institut National d'Hygiène* überhaupt eng zusammen. Dessen Leiter ist in der Tat zur Zeit gleichzeitig Vorsitzender des Ausschusses für experimentelle Pathologie des Centre National. Dadurch, daß die Forscher des Centre National sich mehr auf die grundlegenden biologischen und menschlichen Forschungen und die Forscher des *Institut National d'Hygiène* sich mehr auf die eigentliche medizinische und klinische Forschung hin orientieren, ist es möglich, Doppelarbeit zu vermeiden.

Auch das Centre National de la Recherche Scientifique hat eine Reihe spezieller Forschungszentren geschaffen. Erwähnen möchte ich vor allem das Krebsforschungszentrum in Villejuif, das Forschungszentrum für Nervenleiden und Elektrophysiologie in Paris, das Institut für Neuro- und Psychophysiologie in Marseille, das Forschungszentrum für Toxikologie in Toulouse, das Zentrum für Arbeitsphysiologie in Paris, das Forschungszentrum für chirurgische Techniken in Paris.

Das Centre National de la Recherche Scientifique verfügt außerdem noch über Zentren von allgemeiner Bedeutung. Ich will nur zwei erwähnen: das Bibliographische Dokumentationszentrum und das Zentrum für die Zucht von Versuchstieren, das jetzt in der Gegend von Orléans im Entstehen begriffen ist. Die Aufzucht von Tieren, von den Mäusen bis zu den Affen, welche aus Afrika kommen, wird von großem Nutzen sein können. Es handelt sich auch um eine sehr kostspielige Hundezucht sowie um die Aufzucht von keimfreien Kleintieren, die für gewisse Untersuchungen vor allem auf dem Gebiet der Krebsforschung benötigt werden.

Schließlich möchte ich noch darauf hinweisen, daß das Centre National de la Recherche Scientifique sich sehr um die Organisation einer auf die Forschung vorbereitenden Lehre bemüht, sowie um die Organisation von nationalen und internationalen Kolloquien und Seminaren, in denen sich qualifizierte Forscher in fruchtbringender Diskussion zusammenfinden. Die verschiedenen wissenschaftlichen Ausschüsse des Centre erarbeiten die Pläne für Kolloquien und Seminare und unterbreiten der Direktion jedes Jahr entsprechende Vorschläge.

Da die französische Regierung die Notwendigkeit einer Vertiefung unserer Kenntnisse auf dem Gebiet der reinen und der angewandten Naturwissenschaften, sowie die Bedeutung engerer Kontakte und einer besseren Zusammenarbeit zwischen den Institutionen, die innerhalb der verschiedenen Ministerien mit der Organisation der Forschung beauftragt sind, richtig eingeschätzt hat, hat sie 1958 einen interministeriellen Ausschuß beim Ministerpräsidenten geschaffen, der beauftragt ist, die gestellten Aufgaben zu besprechen und für ihre Durchführung zu sorgen, insbesondere soweit es sich um Aktionen und Fragen handelt, an denen kompetente Spezialisten gemeinsam beteiligt und interessiert sind. Dieser Ausschuß stützt sich auf eine neue Instanz: die Délégation Générale à la Recherche Scientifique, mit einem Generalsekretär und einem Zentralausschuß an der Spitze. Der Zentralausschuß besteht aus zwölf Wissenschaftlern, die auf Grund ihrer Fähigkeiten auf verschiedenen Forschungsgebieten ausgewählt wurden. Der interministerielle Ausschuß und die Délégation Générale unterstehen einem Staatsminister, der mit den verwaltungsmäßigen Aspekten der Forschungsaufgaben betraut ist.

Die Délégation Générale verfügt über einen nationalen Fonds zur Förderung der Forschung. Ihre wesentliche Aufgabe besteht darin, die Tätigkeit der staatlichen Forschungsinstanzen zu koordinieren, die zu verschiedenen Ministerien gehören – Erziehungswesen, Landwirtschaft, Gesundheitswesen, Arbeits- und Sozialministerium, Industrie, Verteidigung – und alle ebenso an einer Organisation der Forschung auf nationaler Ebene interessiert sind wie die industriellen Forschungszentren. Die Délégation Générale ist bemüht, „abgestimmte" Aktionen, an denen Forscher der verschiedensten Art und Herkunft interessiert sind, zu fördern. Mit Hilfe des nationalen Fonds, über den sie verfügt, kann die Délégation Générale Forschungsgruppen, die sie für dringend notwendig erachtet, ausstatten und finanzieren, um sie dann in den Rahmen der nationalen Institutionen einzugliedern.

Zu diesem Zweck hat die Délégation Générale verschiedene beratende Spezialausschüsse zur Verfügung. Von den zwölf schon bestehenden Ausschüssen befassen sich vier mit medizinisch-biologischen Wissenschaften: Molekularbiologie, Krebs und Leukämie, Gehirnerkrankungen, Ernährung.

Dies beweist, welch großes Interesse die Délégation Générale à la Recherche der medizinischen Forschung entgegenbringt. Der interministerielle Ausschuß, der die Forschungsbudgets prüft, der für die wissenschaftliche Forschung zuständige Staatsminister sowie der Minister für Gesundheitswesen und Bevölkerungsfragen haben ihren Vorschlägen zugestimmt, und dank ihrer Tätigkeit hat sich das Budget des *Institut National d'Hygiène* seit 1958 praktisch verdreifacht.

*

Bevor ich schließe, möchte ich jedoch auch noch auf die Bemühungen hinweisen, die gewisse private Institutionen unternehmen, um den Fortschritt in Biologie und Medizin zu fördern.

An erster Stelle ist das Institut Pasteur zu erwähnen, eine völlig unabhängige Institution, die mit eigenen Mitteln arbeitet. Es ist nicht nötig, auf die Rolle dieses Institutes und die Bedeutung der Arbeit, die es geleistet hat, noch auf den Ertrag seiner Forschungen zum Wohle der ganzen Menschheit besonders hinzuweisen. Seine Laboratorien stehen den Forschern des *Institut National d'Hygiène* ebenso offen wie denen des Centre National de la Recherche Scientifique, die auch an ihrer Ausstattung beteiligt sind.

Die Caisse Nationale de la Sécurité Sociale (Sozialversicherung) verteilt ihrerseits, neben den schon erwähnten finanziellen Beihilfen bei Erhebungen, jedes Jahr in enger Zusammenarbeit mit dem *Institut National d'Hygiène* Mittel, in Form von Verträgen, an Forscher für Forschungsaufgaben, die die Sécurité Sociale ganz besonders interessieren. Es handelt sich im wesentlichen um angewandte Forschung, ohne daß jedoch bestimmte Probleme der Grundlagenforschung ausgeschlossen sind.

Die Stadt Paris und das Département de la Seine finanzieren die „Association Claude Bernard", die sie vor etwa zehn Jahren gegründet haben. Dieser Verband hat in den Krankenhäusern der öffentlichen Fürsorge in Paris elf Forschungslaboratorien eingerichtet. Durch die Zuteilung von Forschern und Material ist das *Institut National d'Hygiène* konkret daran beteiligt.

In ähnlicher Weise arbeitet in Frankreich eine nationale Vereinigung für die Förderung der medizinischen Forschung. Ihr Budget wird durch private Spenden gespeist, vor allem durch die Beträge, die aus dem erlaubten Abzug vom zu versteuernden Gewinn herrühren. Die Aktivität dieses Verbandes äußert sich in Subventionen an medizinische Forschungslaboratorien in ganz Frankreich. Das *Institut National d'Hygiène* erhält übrigens auch eine gewisse Anzahl privater Spenden von großzügigen Menschen, die zur Entwicklung der medizinischen und klinischen Forschung in Frankreich beitragen möchten.

Schlußfolgerungen

Ein möglichst vollständiger Gesamtüberblick, was augenblicklich in Frankreich auf dem Gebiet der medizinischen Forschung geleistet wird und welche Rolle das *Institut National d'Hygiène* dabei spielt, ist eine komplexe Aufgabe. Arbeiten verschiedenster Art, die vom unendlich Kleinen, von der Zelle bis zum Menschen reichen und außerdem noch epidemiologische Forschungen umfassen, setzen auf seiten der Forscher und ihrer technischen Mitarbeiter sehr weitreichende Kenntnisse voraus. Die medizinische Forschung muß vor allem an den Menschen denken und ihn den Nutzen aus den theoretischen und technischen Fortschritten auch auf anderen Forschungsgebieten ziehen lassen.

Das können wir aber heute nur erreichen, wenn zwischen den Universitäten und ihren der Grundlagenforschung dienenden Instituten, den Krankenhäusern mit dem Kontakt zu den Patienten, den großen spezialisierten Forschungsinstituten und der Industrieforschung, vor allem in der pharmazeutischen Industrie, auf nationaler und auf internationaler Ebene sehr enge Beziehungen bestehen.

Diesen Weg hat das *Institut National d'Hygiène* eingeschlagen, und auf diesem Weg ist es seit einigen Jahren durch eine beachtliche, aber auch unumgängliche Steigerung seiner finanziellen Mittel unterstützt worden. Diese Anstrengungen müssen aber in den kommenden Jahren fortgesetzt werden. Im Rahmen des französischen Entwicklungsplanes für die Jahre 1962–1965, der zur Zeit ausgeführt wird, scheint eine ausreichende Gewähr dafür geboten zu sein.

Summary

In the centre of this survey about the medical research of France today we place the "Institut National d'Hygiène", i. e. its organization, its institutes, its tasks and achievements in the service of medical research and public health.

A good organization accomodates itself to modern demands, especially,
a) as far as equipment is concerned, the arrangements of the laboratories answering the purpose of scientific research and placed in hospitals where observations about the sick are only possible; and
b) as far as the medical staff is concerned, the guarantee of an independent and stable career, which is indispensable for the progress of a research work. There are already many research unions formed by a certain number of researchers and experts who combine their efforts in an efficient collaboration.

During the past years the Institut National d'Hygiène has been mainly engaged in establishing a national laboratory of medical research, of which there are three departments already acting. Another important responsibility of the Institut National d'Hygiène consists in making statistic enquiries that provide reliable foundations for the solution of sanitary and hygienic problems concerning the whole of the population of the country.

All these efforts of different kind have to be continued in the years to come. Their results within the compass of the present equipment scheme 1962–1965 seem to be satisfactory.

Résumé

C'est l'Institut National d'Hygiène à Paris qui tient la place centrale de ce résumé sur les recherches médicales de la France d'aujourd'hui, c'est à dire qu'il s'agit ici de son organisation, de ses établissements, de ses tâches et ses résultats qui sont tous au service des recherches médicales et de la santé du peuple.

Une organisation satisfaisante tient compte des nécessités modernes:
- sur le plan de l'équipement c'est la disposition des laboratoires appropriés aux travaux de recherche et qui sont localisés dans les hôpitaux, où l'observation sur l'homme malade est seule possible;
- sur le plan du personnel c'est la création d'une carrière indépendante et stable pour les chercheurs qui est indispensable pour la bonne marche d'un travail de recherche. Beaucoup d'unités de recherche ont été déjà constitués d'un certain nombre de chercheurs et de techniciens groupant leurs efforts dans une collaboration efficace.

Durant les dernières années l'Institut National d'Hygiène s'est préoccupé de réaliser un laboratoire national de recherche médicale dont trois départements fonctionnent déjà. Une autre charge importante de l'Institut National d'Hygiène est de procéder à des enquêtes statistiques permettant d'avoir des données aussi précises que possible sur les problèmes de santé et d'hygiène intéressant l'ensemble de la population du pays.

Tous les efforts de nature diverse doivent être maintenu dans les années à venir et paraissent être satisfaisants dans le cadre du plan d'équipement français 1962–1965 actuellement en cours d'exécution.

Diskussion

Professor Dr. phil. Karl Hinsberg

Die deutsch-französische Rektorenkonferenz hat eine Kommission gebildet, um den medizinischen Ausbildungsunterricht in Deutschland und in Frankreich zu koordinieren und gleichzeitig auch einen Austausch von jungen Dozenten, Assistenten, Professoren usw. in die Wege zu leiten. Ich glaube, es würde dieser Kommission oder der Westdeutschen Rektorenkonferenz sehr interessant sein, den Vortrag von Herrn Bugnard zu bekommen, da er sehr viele Momente enthält, die für uns sehr wichtig sind.

Ich glaube, daß der Austausch für einige Monate etwas sehr Wesentliches ist, was gefördert werden sollte. Das zweite ist, daß die grundlegende Ausbildung der Mediziner in den naturwissenschaftlichen Fächern in beiden Ländern besser koordiniert werden sollte und – wenn ich das für Deutschland sagen darf – vielleicht auch mehr als bisher gefördert werden müßte, denn in der Beziehung hinken wir gegenüber dem Ausland noch erheblich nach.

Professor Dr. med. Walter Kikuth

Vieles, was jetzt in Frankreich planmäßig durchgeführt wird, ist bei uns ja teilweise auch vorhanden, beispielsweise im Rahmen der Max-Planck-Institute. Auch an Universitäten gibt es Spezialinstitute, die für gewisse Aufgaben errichtet worden sind. Gerade auch im Rahmen dieser Arbeitsgemeinschaft für Forschung wird ja immer wieder angestrebt, gewisse Schwerpunkte zu schaffen. Was in Frankreich vielleicht besser ist als bei uns, ist die Tatsache, daß wohl die Planung organischer verläuft als bei uns, weil bei uns allein schon durch den föderativen Aufbau der Bundesrepublik zu viele Stellen sich um die Forschung bemühen, nicht Hand in Hand arbeiten und nicht zentral gesteuert werden.

Professor Dr. med. Gunther Lehmann

Wir haben mit den französischen arbeitsphysiologischen Instituten – speziell dem Pariser und dem Straßburger – gute Beziehungen, besuchen uns gegenseitig und haben auch schon Assistentenaustausch vereinbart. Dieser gute Kontakt ist zum Teil der Tatsache der gemeinsamen Arbeit im Rahmen der Europäischen Gemeinschaft für Kohle und Stahl zu verdanken.

Professor Dr. med. Walter Kikuth

Zur Ergänzung möchte ich noch folgendes sagen: Die Deutsche Forschungsgemeinschaft hat sich jahrelang bemüht, Schwerpunktforschungszentren für klinische Virologie in Deutschland zu schaffen. Mit großen Summen sind an verschiedenen Stellen Forschungen auf diesem Gebiet unterstützt worden. Die Deutsche Forschungsgemeinschaft hat aber von vornherein zum Ausdruck gebracht, daß sie diese Unterstützung nicht auf die Dauer tragen kann. Darum sollte, sobald einmal diese Forschungszentren Wurzeln geschlagen hätten, von irgendeiner Stelle des Landes die weitere Finanzierung übernommen werden. Inzwischen sind sechs Jahre vergangen, große Summen sind investiert worden, und die Deutsche Forschungsgemeinschaft vertritt den Standpunkt, daß dieser Zweig der medizinischen Mikrobiologie heute eigentlich selbständig arbeiten müsse.

Da ein Teil der Schwerpunktforschung für klinische Virologie bisher in Düsseldorf durchgeführt wurde, sind wir an unsere vorgesetzte Behörde herangetreten, bei der wir leider wenig Verständnis für unsere Aufgaben gefunden haben.

Dr. jur. Carl-Heinz Schiel

Vielleicht darf ich kurz, weil die Forschungsgemeinschaft angesprochen ist, darauf erwidern. Es ist sicher richtig, daß die Bemühungen um die Förderung der klinischen Virologie von unserer Seite aus in einem gewissen Zeitpunkt gestoppt werden mußten, und daß es wünschenswert wäre, wenn sie an vielen Stellen durch die Hilfe der dafür vorgesehenen Stellen – eben der Länderkultusministerien usw. – weitergefördert werden könnte.

Dann darf ich aber ganz kurz eine kleine Berichtigung geben, daß wir nämlich in Freiburg die Zusammenarbeit zwischen den Herren Haas und Keller zur Zeit institutionalisieren durch die Schaffung einer Forschungsgruppe mit Hilfe des Landes Baden-Württemberg. Dort sind also die bisherigen Investitionen nicht vergeblich gewesen, sondern werden Gestalt gewinnen; auch wenn Herr Keller emeritiert wird, ist durch die Einschaltung seines bisherigen Oberarztes, der in der Sache beteiligt war, gewährleistet, daß die Arbeit weitergedeihen kann.

Neben dieser kleinen Erklärung hätte ich aber gerne eine Frage an den Herrn Vortragenden gerichtet, und zwar hinsichtlich der Forschungseinheiten, von denen Sie berichtet haben. Nach den Bildern, die hier herumgereicht worden sind, sieht es bei der einen Einheit so aus, als ob da die Fertigbauweise gewählt worden wäre; es würde uns sehr interessieren, da wir hinsichtlich der Errichtung von Forschungsgruppen jetzt sehr stark in die Verlegenheit kommen, möglichst schnell zu planen und zu bauen, ob es in Frankreich bestimmte Erfahrungen gibt und Sie sich grundsätzlich in dieser Richtung entschieden haben, oder ob Sie den anderen Weg gehen und diese Fotografien, die da gezeigt worden sind, mich lediglich getäuscht haben. Ich wäre für einen kurzen Hinweis darüber sehr dankbar.

Professor Dr. phil. Friedrich Becker

Wie ist das Verhältnis dieser neu gegründeten Forschungsinstitute und Institutionen mit ihrem zahlreichen technischen und wissenschaftlichen Personal zu den bestehenden Universitäten? Gibt es eine ständige Wechselwirkung zwischen der Forschung an den Universitäten und diesen Instituten? Wird auch die Forschung an den Universitäten entsprechend gefördert oder besteht die Gefahr, daß die Forschung allmählich von den Universitäten verschwindet und sich in den neuen Institutionen konzentriert?

Staatssekretär Professor Dr. h. c., Dr. Ing. E. h. Leo Brandt

Vergleicht man die Anstrengungen auf dem Forschungssektor in den Ländern Frankreich und Deutschland, so hat man doch den Eindruck, daß gerade in Frankreich zur Zeit auf diesem Gebiet erheblich mehr gearbeitet wird. Wenn Sie z. B. das Budget des CNRS ansehen und dabei berücksichtigen, daß dieses Institut keine Raum- und Luftfahrtforschung betreibt, ebensowenig wie Eisen- und Kohleforschung, jedoch Grundlagenforschung auf einem breiten Sektor, dann bedeutet die Tatsache, daß deren Personalkosten doppelt so groß sind wie die der Max-Planck-Gesellschaft, wirklich viel.

Monsieur Adolphe Lutz, Ambassade de France

Herr Staatssekretär, ich möchte zu dem Vergleich, den Sie zwischen dem CNRS und der Max-Planck-Gesellschaft angestellt haben, eine kleine Berichtigung machen. Das CNRS hat nämlich nicht nur die Aufgabe, die ungefähr der Max-Planck-Gesellschaft gleich ist, 40 Institute zu unterhalten, sondern es hat dazu auch eine ähnliche Aufgabe wie die Deutsche Forschungsgemeinschaft, nämlich Beihilfen und Stipendien an französische Forscher auszuteilen, die hierfür einen Antrag stellen und zum Beispiel an einer Universität arbeiten. Das Budget des CNRS ist deshalb höher als das Budget der Max-Planck-Gesellschaft. Um einen treffenderen Vergleich zu ziehen gegenüber dem Budget des CNRS, müßte man die Budgets der Max-Planck-Gesellschaft und der Deutschen Forschungsgemeinschaft zusammenzählen.

Professor Dr. phil., Dr. phil. h. c. Bernhard Rensch

Ich sehe eine besondere Schwierigkeit darin, daß die französische Sprache von unseren Studenten und Assistenten zu wenig beherrscht wird. Wir haben enge Beziehungen zur Universität Lille aufgenommen und möchten einen Studenten- und Assistentenaustausch vereinbaren, aber von beiden Seiten haben wir festgestellt – sowohl mein französischer Kollege wie ich selbst –, daß wir im Augenblick niemand zu bieten hätten. Wir haben unsere Doktoranden veranlaßt, Englisch zu lernen, weil das unerläßlich ist, und ich möchte sie gern dahin bringen, auch noch Französisch zu lernen. Aber ich sehe, daß das während des Studiums kaum möglich ist. Vielleicht sollten sich einmal Rektoren- und Kultusministerkonferenz mit der Frage befassen, daß alle Naturwissenschaftler so ausgebildet sind, daß sie bei Beginn des Studiums auch genügend französische Literatur lesen können. Bei unserem heutigen Schulsystem ist das nicht möglich.

Monsieur Alphonse Barthel, Directeur du C.E.F.D.

Die französische Regierung hat der Medizinischen Akademie jedes Jahr ein Stipendium zur Verfügung gestellt – eine sehr interessante Sache. Das Stipendium wird durch eine Kommission zugeteilt, die aus dem Rektor, einem

Vertreter des Asta und dem Direktor des französischen Kulturzentrums besteht. Vor zwei Jahren war die Wahl sehr einfach, denn es war nur ein Kandidat da; vor einem Jahr war die Wahl auch sehr einfach, es gab ebenfalls nur einen Kandidaten. Dieses Jahr wurde ich nicht zu dieser Sitzung eingeladen; ich nehme an, daß kein Kandidat mehr da war. Es ist doch eigentlich jammerschade, daß eine so gute Sache nicht genützt wird. Was ist der Grund dafür? Die französische Regierung verlangt selbstverständlich, daß der Kandidat einigermaßen französisch spricht und versteht. Daran liegt es! Die meisten Medizinstudenten verstehen eben nicht französisch. Das ist doch ein Hindernis, das man schließlich zu beseitigen versuchen müßte.

Oberregierungs- und -schulrat a. D. Franz Knauschner, MdL

Wir bewundern die Leistungen Frankreichs. Wir können das deshalb nicht erreichen, weil wir nicht zentralistisch regiert sind, besonders im Kulturwesen. Wir haben drei Ebenen hier, und es ist erfreulich, in diesem Kreise durch öfteren Besuch zu hören und zu sehen, daß die Wissenschaftler eigentlich diese Einheit schon haben; daß auch – zweitens – die Rektoren der Universitäten, die Rektorenkonferenz, diese Einheit teilweise durch Verlegung der Schwerpunkte und gemeinsames Arbeiten haben. Daß aber – drittens – die wichtigste Ebene, die politischen Kräfte der Landtage, in diesen Chor nicht hineinpaßt, hat verschiedene Gründe: einmal um die Eigenständigkeit zu bewahren, zum andern einen finanziellen Ausgleich nicht ermöglichen zu müssen. Denken wir daran, wie der Deutsche Zollverein geschaffen wurde. Wir hoffen auch, daß in einigen Jahren die Wissenschaft so stark überzeugend ist, daß man die Kleinstaaterei auf kulturpolitischem Gebiete in Deutschland nach und nach abbaut.

Professor Dr. phil. Georg Melchers

Ich möchte doch ein bißchen diesem Rat zum Zentralismus widersprechen. Es darf m. E. auf gar keinen Fall dahin kommen, daß wir die Möglichkeit verlieren, die einzelnen Länder der Bundesrepublik, so wie es bisher in Deutschland immer üblich war, als Konkurrenten auftreten zu sehen. Ich würde es außerordentlich bedauern, wenn man einen solchen Zentralismus bekäme, wie ihn Frankreich hat. Ich kenne einige französische Kulturpolitiker wie z. B. *René Cheval* und *Philippe Webel* (an die sich sicherlich Herr *Lutz* erinnert), beide früher Universitätsoffiziere in Tübingen, die immer gesagt haben, daß sie uns beneiden um die Vielfalt, die in unserem Lande herrscht, und vor allen Dingen um die Konkurrenz zwischen den Ländern. Das darf natürlich – Sie haben recht – nicht so weit führen, daß einige Länder und ihre Hochschulen aus Finanzschwäche ganz ausgeschaltet werden; und es wird auch immer wieder kulturelle Projekte geben, die nur einmal gemacht werden können für die ganze Bundesrepublik – vielleicht sogar für ganz Europa. An sich ist aber, so würde ich sagen, die Mannigfaltigkeit im Prinzip das Richtige. Ich würde sogar sagen: wir brauchen noch Konkurrenz zur Max-Planck-Gesellschaft! Das ist eine viel zu konkurrenzlose Angelegenheit. Ich gehöre selbst hinein und weiß, wie schwierig es ist, von dort aus, wenn es einem etwa nicht mehr gefallen sollte, fortzugehen, nämlich deswegen, weil es keinen wirklichen Konkurrenten gibt. Ich verspreche mir *einiges* von den Absichten, die mit den neuen Universitäten bestehen, aber nicht zu viel – das muß ich sagen –, und zwar, weil diese hauptsächlich von Kollegen von uns gemacht werden, die auf Neuerungen nicht sehr versessen sind.

Oberregierungs- und -schulrat a. D. Franz Knauschner, MdL

Ich hatte nicht die Absicht, für einen Zentralismus Propaganda zu machen, der alles überdeckt und alles zusammenschlägt. Gerade unser Land ist eines von den Ländern, welches für kulturelle Zwecke große Opfer bringt, nämlich 25 Prozent des Haushalts. Meine Meinung ging dahin, daß wir eigentlich in allen Ländern gewisse Beträge verzetteln und an der richtigen Stelle nicht ansetzen. Es wäre notwendig, daß wir dem Ratschlag dieser Rektorenkonferenz aller Länder mehr folgten, daß wir Schwerpunkte einrichten können und diese Schwerpunkte selbstverständlich von den einzelnen Ländern getragen werden, aber unter Mitverantwortung als gemeinsames Werk aller Länder. Das war meine Ansicht zum Zentralismus auf kulturellem Gebiet.

Diskussion

Professeur Louis Bugnard

Ich werde mich bemühen, in Kürze zu antworten. Ich muß sagen, daß die Berufsausbildung der Forscher und die Homogenität dieser Berufe, dieser Laufbahnen, in Frankreich ein wesentliches Phänomen darstellen. In den Laboratorien für medizinische Forschung können Stipendiaten des CNRS und des Instituts zusammenarbeiten, und deshalb ist es natürlich notwendig, daß sie je nach ihren Fähigkeiten auch die gleichen Gehälter erreichen. Dies haben wir durch unseren Lohnrahmen erreicht, und die Ergebnisse sind sehr zufriedenstellend. Ich möchte auch nicht allzu optimistisch gewesen sein und nicht übertreiben, was man in Frankreich in puncto medizinischer Forschung bis jetzt geleistet hat; sie ist lange Zeit vernachlässigt worden, und wenn man sagt, daß eine Verdoppelung oder Verdreifachung auf gewissen Gebieten stattgefunden hat, so will das noch nicht heißen, daß sie schlechthin bedeutend ist. Die Möglichkeiten des Instituts und das Aufkommen des CNRS für medizinische Forschung sind zusammen noch beträchtlich niedriger als die finanziellen Mittel des Medical Research Council in Großbritannien; es ist aber überdies, wie Sie wissen, nicht möglich, einen Vergleich zwischen Zahlen durchzuführen, vor allem von Zahlen in Frankreich und in den Vereinigten Staaten.

Ich habe den Eindruck – um darauf einzugehen, was in puncto Austausch von Stipendiaten gesagt worden ist –, daß ein Abkommen bestehen müßte, um diesen Austausch soweit wie möglich zu fördern, und ich glaube, daß sowohl das Generalkonsulat in Düsseldorf als auch die Botschaft in Deutschland in dieser Hinsicht sehr große Dienste leisten können. Dank Monsieur Lutz können wir in Kontakt bleiben und Zweckmäßiges erzielen.

Was nun die Sprachschwierigkeiten anbelangt, so möchte ich sagen, daß sie für kurzfristigen Austausch nicht wichtig sind; sie fallen vor allem erst dann ins Gewicht, wenn es sich um die Gewinnung von Techniken handelt. Wenn man die Sprache eines Landes auch nicht allzu gut versteht, so kann man trotzdem sehr viel lernen, wenn man zwei Monate sich in einem Land aufhält und mit kompetenten Leuten zusammenarbeitet, die einem etwas beibringen wollen. Wenn die Dauer des Aufenthalts länger ist, vielleicht ein Jahr, dann kann der Auslandsaufenthalt nach etwa sechs Wochen großen Elends dem jungen Menschen die Möglichkeit geben, die fremde Sprache zu erlernen. Jedenfalls möchte ich noch einmal unterstreichen, daß dieser Austausch sehr wichtig ist.

Was nun die „Fertighäuser" anlangt, so möchte ich sagen, daß es sich nicht um bloße Fertighäuser handelt. Sie könnten eventuell so wirken. Die Bauart ist heute nicht mehr dieselbe wie vor 50 oder 100 Jahren, mit Wänden von einem Meter Dicke. Es sind Gebäude, die nach Plänen aufgebaut wurden, um zweckmäßige Laboratorien zu schaffen, die den Forschungszwecken entsprechen.

Was die Beziehungen zur Universität anlangt, so habe ich die Notwendigkeit unterstrichen, daß enge Verbindungen und eine gute Zusammenarbeit zwischen den Universitätslaboratorien und unseren Forschungseinrichtungen bestehen müssen. Aber in Frankreich gibt es diverse Universitätsgebäude, vor allem der Medizinischen Fakultät, die nicht groß genug sind, als daß in den vorhandenen Laboratorien noch wichtige Forschungsgruppen untergebracht werden könnten, wie wir sie an den Universitäten brauchen. Der Fortschritt der Forschung an den Universitäten ist unbedingt wünschenswert; er wird in Frankreich ja auch gefördert. Man bemüht sich durchaus, neue Zentren, neue Universitätskliniken zu bauen. Auf diesem Gebiet wird sozusagen kein „Verrat an der Universität" begangen, wenn besondere Forschungseinheiten von uns geschaffen werden; sie verfügen im Gegenteil über die Unterstützung der Kollegen von der Universität. Wir arbeiten eng zusammen, und es gibt keine Schwierigkeit. Im Gegenteil: neue Forschungen werden eingeleitet und, wie ich gesagt habe, ist das vor allem in den Kliniken der Fall.

VERÖFFENTLICHUNGEN DER ARBEITSGEMEINSCHAFT FÜR FORSCHUNG DES LANDES NORDRHEIN-WESTFALEN

AGF-N Heft Nr.		NATUR-, INGENIEUR- UND GESELLSCHAFTSWISSENSCHAFTEN
1	Friedrich Seewald, Aachen	Neue Entwicklungen auf dem Gebiete der Antriebsmaschinen
	Fritz A. F. Schmidt, Aachen	Technischer Stand und Zukunftsaussichten der Verbrennungsmaschinen, insbesondere der Gasturbinen
	Rudolf Friedrich, Mülheim (Ruhr)	Möglichkeiten und Voraussetzungen der industriellen Verwertung der Gasturbine
2	Wolfgang Riezler †, Bonn	Probleme der Kernphysik
	Fritz Micheel, Münster	Isotope als Forschungsmittel in der Chemie und Biochemie
3	Emil Lehnartz, Münster	Der Chemismus der Muskelmaschine
	Gunther Lehmann, Dortmund	Physiologische Forschung als Voraussetzung der Bestgestaltung der menschlichen Arbeit
	Heinrich Kraut, Dortmund	Ernährung und Leistungsfähigkeit
4	Franz Wever, Düsseldorf	Aufgaben der Eisenforschung
	Hermann Schenck, Aachen	Entwicklungslinien des deutschen Eisenhüttenwesens
	Max Haas, Aachen	Die wirtschaftliche und technische Bedeutung der Leichtmetalle und ihre Entwicklungsmöglichkeiten
5	Walter Kikuth, Düsseldorf	Virusforschung
	Rolf Danneel, Bonn	Fortschritte der Krebsforschung
	Werner Schulemann, Bonn	Wirtschaftliche und organisatorische Gesichtspunkte für die Verbesserung unserer Hochschulforschung
6	Walter Weizel, Bonn	Die gegenwärtige Situation der Grundlagenforschung in der Physik
	Siegfried Strugger †, Münster	Das Duplikantenproblem in der Biologie
	Fritz Gummert †, Essen	Überlegungen zu den Faktoren Raum und Zeit im biologischen Geschehen und Möglichkeiten einer Nutzanwendung
7	August Götte, Aachen	Steinkohle als Rohstoff und Energiequelle
	Karl Ziegler, Mülheim (Ruhr)	Über Arbeiten des Max-Planck-Instituts für Kohlenforschung
	Wilhelm Fucks, Aachen	Die Naturwissenschaft, die Technik und der Mensch
	Walther Hoffmann, Münster	Wirtschaftliche und soziologische Probleme des technischen Fortschritts
9	Franz Bollenrath, Aachen	Zur Entwicklung warmfester Werkstoffe
	Heinrich Kaiser, Dortmund	Stand spektralanalytischer Prüfverfahren und Folgerung für deutsche Verhältnisse
10	Hans Braun, Bonn	Möglichkeiten und Grenzen der Resistenzzüchtung
	Carl Heinrich Dencker, Bonn	Der Weg der Landwirtschaft von der Energieautarkie zur Fremdenergie
11	Herwart Opitz, Aachen	Entwicklungslinien der Fertigungstechnik in der Metallbearbeitung
	Karl Krekeler, Aachen	Stand und Aussichten der schweißtechnischen Fertigungsverfahren
12	Hermann Rathert, W'tal-Elberfeld	Entwicklung auf dem Gebiet der Chemiefaser-Herstellung
	Wilhelm Weltzien †, Krefeld	Rohstoff und Veredlung in der Textilwirtschaft
13	Karl Herz, Frankfurt a. M.	Die technischen Entwicklungstendenzen im elektrischen Nachrichtenwesen
	Leo Brandt, Düsseldorf	Navigation und Luftsicherung
14	Burckhardt Helferich, Bonn	Stand der Enzymchemie und ihre Bedeutung
	Hugo Wilhelm Knipping, Köln	Ausschnitt aus der klinischen Carcinomforschung am Beispiel des Lungenkrebses

15	Abraham Esau †, Aachen	Ortung mit elektrischen u. Ultraschallwellen in Technik u. Natur
	Eugen Flegler, Aachen	Die ferromagnetischen Werkstoffe der Elektrotechnik und ihre neueste Entwicklung
16	Rudolf Seyffert, Köln	Die Problematik der Distribution
	Theodor Beste, Köln	Der Leistungslohn
17	Friedrich Seewald, Aachen	Die Flugtechnik und ihre Bedeutung für den allgemeinen technischen Fortschritt
	Edouard Houdremont †, Essen	Art und Organisation der Forschung in einem Industriekonzern
18	Werner Schulemann, Bonn	Theorie und Praxis pharmakologischer Forschung
	Wilhelm Groth, Bonn	Technische Verfahren zur Isotopentrennung
19	Kurt Traenckner †, Essen	Entwicklungstendenzen der Gaserzeugung
20	M. Zvegintzov, London	Wissenschaftliche Forschung und die Auswertung ihrer Ergebnisse
		Ziel und Tätigkeit der National Research Development Corporation
	Alexander King, London	Wissenschaft und internationale Beziehungen
21	Robert Schwarz †, Aachen	Wesen und Bedeutung der Siliciumchemie
	Kurt Alder †, Köln	Fortschritte in der Synthese der Kohlenstoffverbindungen
21a	Karl Arnold †	Forschung an Rhein und Ruhr
	Otto Hahn, Göttingen	Die Bedeutung der Grundlagenforschung für die Wissenschaft
	Siegfried Strugger †, Münster	Die Erforschung des Wasser- und Nährsalztransportes im Pflanzenkörper mit Hilfe der fluoreszenzmikroskopischen Kinematographie
22	Johannes von Allesch, Göttingen	Die Bedeutung der Psychologie im öffentlichen Leben
	Otto Graf, Dortmund	Triebfedern menschlicher Leistung
23	Bruno Kuske, Köln	Zur Problematik der wirtschaftswissenschaftlichen Raumforschung
	Stephan Prager, Düsseldorf	Städtebau und Landesplanung
24	Rolf Danneel, Bonn	Über die Wirkungsweise der Erbfaktoren
	Kurt Herzog, Krefeld	Der Bewegungsbedarf der menschlichen Gliedmaßengelenke bei der Arbeit
25	Otto Haxel, Heidelberg	Energiegewinnung aus Kernprozessen
	Max Wolf, Düsseldorf	Gegenwartsprobleme der energiewirtschaftlichen Forschung
26	Friedrich Becker, Bonn	Ultrakurzwellenstrahlung aus dem Weltraum
	Hans Straßl, Münster	Bemerkenswerte Doppelsterne und das Problem der Sternentwicklung
27	Heinrich Behnke, Münster	Der Strukturwandel der Mathematik in der ersten Hälfte des 20. Jahrhunderts
	Emanuel Sperner, Hamburg	Eine mathematische Analyse der Luftdruckverteilungen in großen Gebieten
28	Oskar Niemczyk †, Berlin	Die Problematik gebirgsmechanischer Vorgänge im Steinkohlenbergbau
	Wilhelm Ahrens, Krefeld	Die Bedeutung geologischer Forschung für die Wirtschaft, besonders in Nordrhein-Westfalen
29	Bernhard Rensch, Münster	Das Problem der Residuen bei Lernvorgängen
	Hermann Fink, Köln	Über Leberschäden bei der Bestimmung des biologischen Wertes verschiedener Eiweiße von Mikroorganismen
30	Friedrich Seewald, Aachen	Forschungen auf dem Gebiet der Aerodynamik
	Karl Leist †, Aachen	Einige Forschungsarbeiten aus der Gasturbinentechnik
31	Fritz Mietzsch †, Wuppertal	Chemie und wirtschaftliche Bedeutung der Sulfonamide
	Gerhard Domagk †, Wuppertal	Die experimentellen Grundlagen der bakteriellen Infektionen
32	Hans Braun, Bonn	Die Verschleppung von Pflanzenkrankheiten und Schädlingen über die Welt
	Wilhelm Rudorf, Köln	Der Beitrag von Genetik und Züchtung zur Bekämpfung von Viruskrankheiten der Nutzpflanzen

33	*Volker Aschoff, Aachen*	Probleme der elektroakustischen Einkanalübertragung
	Herbert Döring, Aachen	Die Erzeugung und Verstärkung von Mikrowellen
34	*Rudolf Schenck, Aachen*	Bedingungen und Gang der Kohlenhydratsynthese im Licht
	Emil Lehnartz, Münster	Die Endstufen des Stoffabbaues im Organismus
34a	*Wilhelm Fucks, Aachen*	Mathematische Analyse von Sprachelementen, Sprachstil und Sprachen
35	*Hermann Schenck, Aachen*	Gegenwartsprobleme der Eisenindustrie in Deutschland
	Eugen Piwowarsky †, Aachen	Gelöste und ungelöste Probleme im Gießereiwesen
36	*Wolfgang Riezler †, Bonn*	Teilchenbeschleuniger
	Gerhard Schubert, Hamburg	Anwendungen neuer Strahlenquellen in der Krebstherapie
37	*Franz Lotze, Münster*	Probleme der Gebirgsbildung
38	*E. Colin Cherry, London*	Kybernetik. Die Beziehung zwischen Mensch und Maschine
	Erich Pietsch, Frankfurt	Dokumentation und mechanisches Gedächtnis – zur Frage der Ökonomie der geistigen Arbeit
39	*Abraham Esau †, Aachen*	Der Ultraschall und seine technischen Anwendungen
	Heinz Haase, Hamburg	Infrarot und seine technischen Anwendungen
40	*Fritz Lange, Bochum-Hordel*	Die wirtschaftliche und soziale Bedeutung der Silikose im Bergbau
	Walter Kikuth und Werner Schlipköter, Düsseldorf	Die Entstehung der Silikose und ihre Verhütungsmaßnahmen
40a	*Eberhard Gross, Bonn*	Berufskrebs und Krebsforschung
	Hugo Wilhelm Knipping, Köln	Die Situation der Krebsforschung vom Standpunkt der Klinik
41	*Gustav-Victor Lachmann, London*	An einer neuen Entwicklungsschwelle im Flugzeugbau
	A. Gerber, Zürich-Oerlikon	Stand der Entwicklung der Raketen- und Lenktechnik
42	*Theodor Kraus, Köln*	Über Lokalisationsphänomene und Ordnungen im Raume
	Fritz Gummert †, Essen	Vom Ernährungsversuchsfeld der Kohlenstoffbiologischen Forschungsstation Essen
42a	*Gerhard Domagk †, Wuppertal*	Fortschritte auf dem Gebiet der experimentellen Krebsforschung
43	*Giovanni Lampariello, Rom*	Das Leben und das Werk von Heinrich Hertz
	Walter Weizel, Bonn	Das Problem der Kausalität in der Physik
43a	*José Ma Albareda, Madrid*	Die Entwicklung der Forschung in Spanien
44	*Burckhardt Helferich, Bonn*	Über Glykoside
	Fritz Micheel, Münster	Kohlenhydrat-Eiweißverbindungen und ihre biochemische Bedeutung
45	*John von Neumann †, Princeton*	Entwicklung und Ausnutzung neuerer mathematischer Maschinen
	Eduard Stiefel, Zürich	Rechenautomaten im Dienste der Technik
46	*Wilhelm Weltzien †, Krefeld*	Ausblick auf die Entwicklung synthetischer Fasern
	Walther G. Hoffmann, Münster	Wachstumsprobleme der Wirtschaft
47	*Leo Brandt, Düsseldorf*	Die praktische Förderung der Forschung in Nordrhein-Westfalen
	Ludwig Raiser, Tübingen	Die Förderung der angewandten Forschung durch die Deutsche Forschungsgemeinschaft
48	*Hermann Tromp, Rom*	Die Bestandsaufnahme der Wälder der Welt als internationale und wissenschaftliche Aufgabe
	Franz Heske, Hamburg	Die Wohlfahrtswirkungen des Waldes als internationales Problem
49	*Günther Böhnecke, Hamburg*	Zeitfragen der Ozeanographie
	Heinz Gabler, Hamburg	Nautische Technik und Schiffssicherheit
50	*Fritz A. F. Schmidt, Aachen*	Probleme der Selbstzündung und Verbrennung bei der Entwicklung der Hochleistungskraftmaschinen
	August Wilhelm Quick, Aachen	Ein Verfahren zur Untersuchung des Austauschvorganges in verwirbelten Strömungen hinter Körpern mit abgelöster Strömung
51	*Johannes Pätzold, Erlangen*	Therapeutische Anwendung mechanischer und elektrischer Energie

52	F. W. A. Patmore, London	Der Air Registration Board und seine Aufgaben im Dienste der britischen Flugzeugindustrie
	A. D. Young, London	Gestaltung der Lehrtätigkeit in der Luftfahrttechnik in Großbritannien
52a	C. Martin, London	Die Royal Society
	A. J. A. Roux, Südafrikanische Union	Probleme der wissenschaftlichen Forschung in der Südafrikanischen Union
53	Georg Schnadel, Hamburg	Forschungsaufgaben zur Untersuchung der Festigkeitsprobleme im Schiffsbau
	Wilhelm Sturtzel, Duisburg	Forschungsaufgaben zur Untersuchung der Widerstandsprobleme im See- und Binnenschiffbau
53a	Giovanni Lampariello, Rom	Von Galilei zu Einstein
54	Walter Dieminger, Lindau/Harz	Ionosphäre und drahtloser Weitverkehr
54a	John Cockcroft, F.R.S., Cambridge	Die friedliche Anwendung der Atomenergie
55	Fritz Schultz-Grunow, Aachen	Kriechen und Fließen hochzäher und plastischer Stoffe
	Hans Ebner, Aachen	Wege und Ziele der Festigkeitsforschung, insbesondere im Hinblick auf den Leichtbau
56	Ernst Derra, Düsseldorf	Der Entwicklungsstand der Herzchirurgie
	Gunther Lehmann, Dortmund	Muskelarbeit und Muskelermüdung in Theorie und Praxis
57	Theodor von Kármán †, Pasadena	Freiheit und Organisation in der Luftfahrtforschung
	Leo Brandt, Düsseldorf	Bericht über den Wiederbeginn deutscher Luftfahrtforschung
58	Fritz Schröter, Ulm	Neue Forschungs- und Entwicklungsrichtungen im Fernsehen
	Albert Narath, Berlin	Der gegenwärtige Stand der Filmtechnik
59	Richard Courant, New York	Die Bedeutung der modernen mathematischen Rechenmaschinen für mathematische Probleme der Hydrodynamik und Reaktortechnik
	Ernst Peschl, Bonn	Die Rolle der komplexen Zahlen in der Mathematik und die Bedeutung der komplexen Analysis
60	Wolfgang Flaig, Braunschweig	Zur Grundlagenforschung auf dem Gebiet des Humus und der Bodenfruchtbarkeit
	Eduard Mückenhausen, Bonn	Typologische Bodenentwicklung und Bodenfruchtbarkeit
61	Walter Georgii, München	Aerophysikalische Flugforschung
	Klaus Oswatitsch, Aachen	Gelöste und ungelöste Probleme der Gasdynamik
62	Adolf Butenandt, München	Über die Analyse der Erbfaktorenwirkung und ihre Bedeutung für biochemische Fragestellungen
63	Oskar Morgenstern, Princeton	Der theoretische Unterbau der Wirtschaftspolitik
64	Bernhard Rensch, Münster	Die stammesgeschichtliche Sonderstellung des Menschen
65	Wilhelm Tönnis, Köln	Die neuzeitliche Behandlung frischer Schädelhirnverletzungen
65a	Siegfried Strugger †, Münster	Die elektronenmikroskopische Darstellung der Feinstruktur des Protoplasmas mit Hilfe der Uranylmethode und die zukünftige Bedeutung dieser Methode für die Erforschung der Strahlenwirkung
66	Wilhelm Fucks, Gerd Schumacher und Andreas Scheidweiler, Aachen	Bildliche Darstellung der Verteilung und der Bewegung von radioaktiven Substanzen im Raum, insbesondere von biologischen Objekten (Physikalischer Teil)
	Hugo Wilhelm Knipping und Erich Liese, Köln	Bildgebung von Radioisotopenelementen im Raum bei bewegten Objekten (Herz, Lungen etc.) (Medizinischer Teil)
67	Friedrich Paneth †, Mainz	Die Bedeutung der Isotopenforschung für geochemische und kosmochemische Probleme
	J. Hans D. Jensen und H. A. Weidenmüller, Heidelberg	Die Nichterhaltung der Parität
67a	Francis Perrin, Paris	Die Verwendung der Atomenergie für industrielle Zwecke
68	Hans Lorenz, Berlin	Forschungsergebnisse auf dem Gebiete der Bodenmechanik als Wegbereiter für neue Gründungsverfahren
	Georg Garbotz, Aachen	Die Bedeutung der Baumaschinen- und Baubetriebsforschung für die Praxis

69	*Maurice Roy, Chatillon*	Luftfahrtforschung in Frankreich und ihre Perspektiven im Rahmen Europas
	Alexander Naumann, Aachen	Methoden und Ergebnisse der Windkanalforschung
69a	*Harry W. Melville, London*	Die Anwendung von radioaktiven Isotopen und hoher Energiestrahlung in der polymeren Chemie
70	*Eduard Justi, Braunschweig*	Elektrothermische Kühlung und Heizung. Grundlagen und Möglichkeiten
	Richard Vieweg, Braunschweig	Maß und Messen in Geschichte und Gegenwart
71	*Fritz Baade, Kiel*	Gesamtdeutschland und die Integration Europas
	Günther Schmölders, Köln	Ökonomische Verhaltensforschung
72	*Rudolf Wille, Berlin*	Modellvorstellungen zum Übergang Laminar-Turbulent
	Josef Meixner, Aachen	Neuere Entwicklung der Thermodynamik
73	*Ake Gustafsson, Diter v. Wettstein und Lars Ehrenberg, Stockholm*	Mutationsforschung und Züchtung
	Joseph Straub, Köln	Mutationsauslösung durch ionisierende Strahlung
74	*Martin Kersten, Aachen*	Neuere Versuche zur physikalischen Deutung technischer Magnetisierungsvorgänge
	Günther Leibfried, Aachen	Zur Theorie idealer Kristalle
75	*Wilhelm Klemm, Münster*	Neue Wertigkeitsstufen bei den Übergangselementen
	Helmut Zahn, Aachen	Die Wollforschung in Chemie und Physik von heute
76	*Henri Cartan, Paris*	Nicolas Bourbaki und die heutige Mathematik
76a	*Harald Cramér, Stockholm*	Aus der neueren mathematischen Wahrscheinlichkeitslehre
77	*Georg Melchers, Tübingen*	Die Bedeutung der Virusforschung für die moderne Genetik
	Alfred Kühn, Tübingen	Über die Wirkungsweise von Erbfaktoren
78	*Frédéric Ludwig, Paris*	Experimentelle Studien über die Distanzeffekte in bestrahlten vielzelligen Organismen
	A. H. W. Aten jr., Amsterdam	Die Anwendung radioaktiver Isotope in der chemischen Forschung
79	*Hans Herloff Inhoffen und Wilhelm Bartmann, Braunschweig*	Chemische Übergänge von Gallensäuren in cancerogene Stoffe und ihre möglichen Beziehungen zum Krebsproblem
	Rolf Danneel, Bonn	Entstehung, Funktion und Feinbau der Mitochondrien
80	*Max Born, Bad Pyrmont*	Der Realitätsbegriff in der Physik
81	*Joachim Wüstenberg, Gelsenkirchen*	Der gegenwärtige ärztliche Standpunkt zum Problem der Beeinflussung der Gesundheit durch Luftverunreinigungen
82	*Paul Schmidt, München*	Periodisch wiederholte Zündungen durch Stoßwellen
83	*Walter Kikuth, Düsseldorf*	Die Infektionskrankheiten im Spiegel historischer und neuzeitlicher Betrachtungen
84	*F. Rudolf Jung †, Aachen*	Die geodätische Erschließung Kanadas durch elektronische Entfernungsmessung
84a	*Hans-Ernst Schwiete, Aachen*	Ein zweites Steinzeitalter? – Gesteinshüttenkunde früher und heute
85	*Horst Rothe, Karlsruhe*	Der Molekularverstärker und seine Anwendung
	Roland Lindner, Göteborg	Atomkernforschung und Chemie, aktuelle Probleme
86	*Paul Denzel, Aachen*	Technische und wirtschaftliche Probleme der Energieumwandlung und -fortleitung
87	*Jean Capelle, Lyon*	Der Stand der Ingenieurausbildung in Frankreich
88	*Friedrich Panse, Düsseldorf*	Klinische Psychologie, ein psychiatrisches Bedürfnis
	Heinrich Kraut, Dortmund	Über die Deckung des Nährstoffbedarfs in Westdeutschland
89	*Wilhelm Bischof, Dortmund*	Materialprüfung – Praxis und Wissenschaft
90	*Edgar Rößger, Berlin*	Zur Analyse der auf angebotene tkm umgerechneten Verkehrsaufwendungen und Verkehrserträge im Luftverkehr
	Günther Ulbricht, Oberpfaffenhofen (Obb.)	Die Funknavigationsverfahren und ihre physikalischen Grenzen
91	*Franz Wever, Düsseldorf*	Das Schwert in Mythos und Handwerk
	Ernst Hermann Schulz, Dortmund	Über die Ergebnisse neuerer metallkundlicher Untersuchungen alter Eisenfunde und ihre Bedeutung für die Technik und die Archäologie

92	*Hermann Schenck, Aachen*	Wertung und Nutzung der wissenschaftlichen Arbeit am Beispiel des Eisenhüttenwesens
93	*Oskar Löbl, Essen*	Streitfragen bei der Kostenberechnung des Atomstroms
	Frederic de Hoffmann, San Diego (USA)	Ein neuer Weg zur Kostensenkung des Atomstroms. Das amerikanische Hochtemperaturprojekt (NTGR)
	Rudolf Schulten, Mannheim	Die Entwicklung des Hochtemperaturreaktors
94	*Gunther Lehmann, Dortmund*	Die Einwirkung des Lärms auf den Menschen
	Franz Josef Meister, Düsseldorf	Geräuschmessungen an Verkehrsflugzeugen und ihre hörpsychologische Bewertung
95	*Pierre Piganiol, Paris*	Probleme der Organisation der wissenschaftlichen Forschung
	Gaston Berger †, Paris	Die Akzeleration der Geschichte und ihre Folgen für die Erziehung
96	*Herwart Opitz, Aachen*	Technische und wirtschaftliche Aspekte der Automatisierung
	Joseph Mathieu, Aachen	Arbeitswissenschaftliche Aspekte der Automatisierung
97	*Stephan Prager, Düsseldorf*	Das deutsche Luftbildwesen
	Hugo Kasper, Heerbrugg (Schweiz)	Die Technik des Luftbildwesens
98	*Karl Oberdisse, Düsseldorf*	Aktuelle Probleme der Diabetesforschung
	H. D. Cremer, Gießen	Neue Gesichtspunkte zur Vitaminversorgung
99	*Hans Schwippert, Düsseldorf*	Über das Haus der Wissenschaften und die Arbeit des Architekten von heute
	Volker Aschoff, Aachen	Über die Planung großer Hörsäle
100	*Raymond Cheradame, Paris*	Aufgaben und Probleme des Instituts für Kohleforschung in Frankreich – Anforderungen an den wissenschaftlichen Nachwuchs in der Forschung und seine Ausbildung
	Marc Allard, St. Germain-en Laye	Das Institut für Eisenforschung in Frankreich und seine Probleme in der Eisenforschung
101	*Reimar Pohlmann, Aachen*	Die neuesten Ergebnisse der Ultraschallforschung in Anwendung und Ausblick auf die moderne Technik
	E. Ahrens, Kiel	Schall und Ultraschall in der Unterwassernachrichtentechnik
102	*Heinrich Hertel, Berlin*	Grundlagenforschung für Entwurf und Konstruktion von Flugzeugen
103	*Franz Ollendorff, Haifa*	Technische Erziehung in Israel
104	*Hans Ferdinand Mayer, München*	Interkontinentale Nachrichtenübertragung mittels moderner Tiefseekabel und Satellitenverbindungen
105	*Wilhelm Krelle, Bonn*	Gelöste und ungelöste Probleme der Unternehmensforschung
	Horst Albach, Bonn	Produktionsplanung auf der Grundlage technischer Verbrauchsfunktionen
106	*Lord Hailsham, London*	Staat und Wissenschaft in einer freien Gesellschaft
107	*Richard Courant, New York; Frederic de Hoffmann, San Diego; Charles King Campbell, New York; John W. Tuthill, Paris*	Forschung und Industrie in den USA – ihre internationale Verflechtung
108	*André Voisin, Frankreich*	Über die Verbindung der Gesundheit des modernen Menschen mit der Gesundheit des Bodens
	Hans Braun, Bonn	Standort und Pflanzengesundheit
109	*Alfred Neuhaus, Bonn*	Höchstdruck-Hochtemperatur-Synthesen, ihre Methoden und Ergebnisse
	Rudolf Tschesche, Bonn	Chemie und Genetik
110	*Uichi Hashimoto, Tokyo*	Ein geschichtlicher Rückblick auf die Erziehung und die wissenschaftstechnische Forschung in Japan von der Meiji-Restauration bis zur Gegenwart
111	*Sir Basil Schonland, Harwell*	Einige Gesichtspunkte über die friedlichen Verwendungsmöglichkeiten der Atomenergie

112	Wilhelm Fucks, Aachen	Über Arbeiten zur Hydromagnetik elektrisch leitender Flüssigkeiten, über Verdichtungsstöße und aus der Hochtemperaturplasmaphysik
	Hermann L. Jordan, Jülich	Erzeugung von Plasma hoher Temperatur durch magnetische Kompression
113	Friedrich Becker, Bonn	Vier Jahre Radioastronomie an der Universität Bonn
	Werner Ruppel, Rolandseck	Große Richtantennen
114	Bernhard Rensch, Münster	Gedächtnis, Abstraktion und Generalisation bei Tieren
115	Hermann Flohn, Bonn	Klimaschwankungen und großräumige Klimabeeinflussung
116	Georg Hugel, Ville-D'Array	Über Petrolchemie
117	August Wilhelm Quick, Aachen	Komponenten der Raumfahrt
	Georg Emil Knausenberger, Oberpfaffenhofen	Steuerung und Regelung in der Raumfahrttechnik
118	Karl Steinbuch, Karlsruhe	Über Kybernetik
	Wolf-Dieter Keidel, Erlangen	Kybernetische Systeme des menschlichen Organismus
119	Walter Kikuth, Düsseldorf	Die biologische Wirkung von staub- und gasförmigen Immissionen
	Franz Grosse-Brockhoff, Düsseldorf	Die Technik im Dienste moderner kardiologischer Diagnostik
120	Milton Burton, Notre Dame, Ind., USA	Energie-,,Dissipation" in der Strahlenchemie
	Günther O. Schenck, Mülheim (Ruhr)	Mehrzentren-Termination
121	Fritz Micheel, Münster	Synthese von Polysacchariden
	Paul F. Pelshenke, Detmold	Neuere Ergebnisse der Getreide- und Brotforschung
122	Karl Steimel, Frankfurt (Main)	Der Standort der Industrieforschung in Forschung und Technik
	Fritz Machlup, Princeton (USA)	Die Produktivität der naturwissenschaftlichen und technischen Forschung und Entwicklung
123	Wassily Leontief, Cambridge (USA)	Die multiregionale Input-Output-Analyse
	Rolf Wagenführ, Brüssel	Die multiregionale Input-Output-Analyse im Rahmen der EWG: Statistisch-methodologische Probleme
124	Otto Robert Frisch, Cambridge (England)	Die Elementarteilchen der Physik
	Wilhelm Fucks, Aachen	Mathematische Analyse von Formalstrukturen von Werken der Musik
125	Max Delbrück, Köln-Pasadena (USA)	Über Vererbungschemie
126	Helmut Winterhager, Aachen	Vakuum-Metallurgie auf dem Gebiet der Nichteisen-Metalle
	Rudolf Spolders, Essen	Anwendung der Vakuumbehandlung bei der Stahlerzeugung
127	Werner Nestel, Ulm (Donau)	Grenzen und Aussichten des Nachrichtenverkehrs
	Wolfgang Haack, Berlin	Beobachtung des Luftraumes durch automatische Verarbeitung der Informationen von Rundsichtgeräten mittels digitaler Rechenautomaten
128	Martin Schmeisser, Aachen	Neue Ergebnisse der Halogen-Chemie
	Karl Ziegler, Mülheim-Ruhr	Aus den neueren Arbeiten des Max-Planck-Instituts für Kohlenforschung, Mülheim-Ruhr
129	Sir Roger Makins, London	Die Atomenergie im Vereinigten Königreich
	Sir John Cockcroft, London	Die wissenschaftlichen und technischen Leistungen von Hochfluß-Forschungsreaktoren
130	Stefan Meiring Naudé, Pretoria (Südafrika)	Der Südafrikanische Forschungsrat für Wissenschaft und Industrie
131	William P. Allis, Paris	Langfristige Planung und Aufgaben der Atlantischen Zusammenarbeit auf verschiedenen Gebieten in Naturwissenschaft und Technik

132	*August-Wilhelm Quick, Aachen*	Die Bedeutung eines deutschen Beitrages zur Weltraumfahrt
134	*Louis Bugnard, Paris*	Aufbau und Aufgaben des Institut National d'Hygiène, Paris, im Dienst der medizinischen Forschung
135	*Fritz Burgbacher, Köln*	Die Energiesituation in der Bundesrepublik und die Zukunftsaussichten der Kohle
	Willi Ochel, Dortmund	Der Wandel in der Stahlerzeugung und die Auswirkungen auf die Wirtschaft unseres Landes
136	*George McGhee, Bad Godesberg*	Natürliche Hilfsquellen der Welt: Die Situation heute und in der Zukunft The World's Natural Resources Position: Present and Future
137	*Heinrich Mandel, Essen*	Die Entwicklung der Stromerzeugungsmöglichkeiten und das unternehmerische Wagnis der Elektrizitätswirtschaft
138	*Volker Aschoff, Aachen*	Über das räumliche Hören
	Jürgen Aschoff, Erling-Andechs	Biologische Periodik als selbsterregte Schwingung
139	*Pierre Auger, Paris*	Die wissenschaftliche Forschung als internationale Aufgabe
	Eugen M. Knoernschild, Porz-Wahn (Rhld.)	Die Bedeutung der Plasma-Antriebe in der Raumfahrt

AGF-G GEISTESWISSENSCHAFTEN
Heft Nr.

1	Werner Richter †, Bonn	Von der Bedeutung der Geisteswissenschaften für die Bildung unserer Zeit
	Joachim Ritter, Münster	Die Lehre vom Ursprung und Sinn der Theorie bei Aristoteles
2	Josef Kroll, Köln	Elysium
	Günther Jachmann, Köln	Die vierte Ekloge Vergils
3	Hans Erich Stier, Münster	Die klassische Demokratie
4	Werner Caskel, Köln	Lihyan und Lihyanisch. Sprache und Kultur eines früharabischen Königreiches
5	Thomas Ohm, O. S. B.†, Münster	Stammesreligionen im südlichen Tanganjika-Territorium
6	Georg Schreiber †, Münster	Deutsche Wissenschaftpolitiker von Bismarck bis zum Atomwissenschaftler Otto Hahn
7	Walter Holtzmann †, Bonn	Das mittelalterliche Imperium und die werdenden Nationen
8	Werner Caskel, Köln	Die Bedeutung der Beduinen in der Geschichte der Araber
9	Georg Schreiber †, Münster	Irland im deutschen und abendländischen Sakralraum
10	Peter Rassow †, Köln	Forschungen zur Reichs-Idee im 16. und 17. Jahrhundert
11	Hans Erich Stier, Münster	Roms Aufstieg zur Weltmacht und die griechische Welt
12	Karl Heinrich Rengstorf, Münster	Mann und Frau im Urchristentum
	Hermann Conrad, Bonn	Grundprobleme einer Reform des Familienrechtes
13	Max Braubach, Bonn	Der Weg zum 20. Juli 1944. Ein Forschungsbericht
15	Franz Steinbach, Bonn	Der geschichtliche Weg des wirtschaftenden Menschen in die soziale Freiheit und politische Verantwortung
16	Josef Koch, Köln	Die Ars coniecturalis des Nikolaus von Kues
17	James B. Conant, USA	Staatsbürger und Wissenschaftler
	Karl Heinrich Rengstorf, Münster	Antike und Christentum
19	Fritz Schalk, Köln	Das Lächerliche in der französischen Literatur des Ancien Régime
20	Ludwig Raiser, Tübingen	Rechtsfragen der Mitbestimmung
21	Martin Noth, Bonn	Das Geschichtsverständnis der alttestamentlichen Apokalyptik
22	Walter F. Schirmer, Bonn	Glück und Ende der Könige in Shakespeares Historien
23	Günther Jachmann, Köln	Der homerische Schiffskatalog und die Ilias (erschienen als wissenschaftliche Abhandlung)
24	Theodor Klauser, Bonn	Die römische Petrustradition im Lichte der neuen Ausgrabungen unter der Peterskirche
25	Hans Peters, Köln	Die Gewaltentrennung in moderner Sicht
28	Thomas Ohm, O.S.B.†, Münster	Die Religionen in Asien
29	Johann Leo Weisgerber, Bonn	Die Ordnung der Sprache im persönlichen und öffentlichen Leben
30	Werner Caskel, Köln	Entdeckungen in Arabien
31	Max Braubach, Bonn	Landesgeschichtliche Bestrebungen und historische Vereine im Rheinland
32	Fritz Schalk, Köln	Somnium und verwandte Wörter in den romanischen Sprachen
33	Friedrich Dessauer, Frankfurt	Reflexionen über Erbe und Zukunft des Abendlandes
34	Thomas Ohm, O.S.B.†, Münster	Ruhe und Frömmigkeit. Ein Beitrag zur Lehre von der Missionsmethode
35	Hermann Conrad, Bonn	Die mittelalterliche Besiedlung des deutschen Ostens und das Deutsche Recht
36	Hans Sckommodau, Köln	Die religiösen Dichtungen Margaretes von Navarra
37	Herbert von Einem, Bonn	Der Mainzer Kopf mit der Binde
38	Joseph Höffner, Münster	Statik und Dynamik in der scholastischen Wirtschaftsethik
39	Fritz Schalk, Köln	Diderots Essai über Claudius und Nero
40	Gerhard Kegel, Köln	Probleme des internationalen Enteignungs- und Währungsrechts
41	Johann Leo Weisgerber, Bonn	Die Grenzen der Schrift – Der Kern der Rechtschreibreform
43	Theodor Schieder, Köln	Die Probleme des Rapallo-Vertrags. Eine Studie über die deutsch-russischen Beziehungen 1922–1926
44	Andreas Rumpf, Köln	Stilphasen der spätantiken Kunst

45	Ulrich Luck, Münster	Kerygma und Tradition in der Hermeneutik Adolf Schlatters
46	Walter Holtzmann †, Bonn	Das deutsche historische Institut in Rom
	Graf Wolff Metternich, Rom	Die Bibliotheca Hertziana und der Palazzo Zuccari zu Rom
47	Harry Westermann, Münster	Person und Persönlichkeit als Wert im Zivilrecht
49	Friedrich Karl Schumann †, Münster	Mythos und Technik
52	Hans J. Wolff, Münster	Die Rechtsgestalt der Universität
54	Max Braubach, Bonn	Der Einmarsch deutscher Truppen in die entmilitarisierte Zone am Rhein im März 1936. Ein Beitrag zur Vorgeschichte des zweiten Weltkrieges
55	Herbert von Einem, Bonn	Die „Menschwerdung Christi" des Isenheimer Altares
56	Ernst Joseph Cohn, London	Der englische Gerichtstag
57	Albert Woopen, Aachen	Die Zivilehe und der Grundsatz der Unauflöslichkeit der Ehe in der Entwicklung des italienischen Zivilrechts
58	Parl Kerényi, Ascona	Die Herkunft der Dionysosreligion nach dem heutigen Stand der Forschung
59	Herbert Jankuhn, Göttingen	Die Ausgrabungen in Haithabu und ihre Bedeutung für die Handelsgeschichte des frühen Mittelalters
60	Stephan Skalweit, Bonn	Edmund Burke und Frankreich
62	Anton Moortgat, Berlin	Archäologische Forschungen der Max-Freiherr-von-Oppenheim-Stiftung im nördlichen Mesopotamien 1955
63	Joachim Ritter, Münster	Hegel und die französische Revolution
66	Werner Conze, Heidelberg	Die Strukturgeschichte des technisch-industriellen Zeitalters als Aufgabe für Forschung und Unterricht
67	Gerhard Hess, Bad Godesberg	Zur Entstehung der „Maximen" La Rochefoucaulds
69	Ernst Langlotz, Bonn	Der triumphierende Perseus
70	Geo Widengren, Uppsala	Iranisch-semitische Kulturbegegnung in parthischer Zeit
71	Josef M. Wintrich †, Karlsruhe	Zur Problematik der Grundrechte
72	Josef Pieper, Münster	Über den Begriff der Tradition
73	Walter T. Schirmer, Bonn	Die frühen Darstellungen des Arthurstoffes
74	William Lloyd Prosser, Berkeley	Kausalzusammenhang und Fahrlässigkeit
75	Johann Leo Weisgerber, Bonn	Verschiebung in der sprachlichen Einschätzung von Menschen und Sachen (erschienen als wissenschaftliche Abhandlung)
76	Walter H. Bruford, Cambridge	Fürstin Gallitzin und Goethe. Das Selbstvervollkommnungsideal und seine Grenze
77	Hermann Conrad, Bonn	Die geistigen Grundlagen des Allgemeinen Landrechts für die preußischen Staaten von 1794
78	Herbert von Einem, Bonn	Asmus Jacob Carsten, Die Nacht mit ihren Kindern
79	Paul Gieseke, Bad Godesberg	Eigentum und Grundwasser
80	Werner Richter †, Bonn	Wissenschaft und Geist in der Weimarer Republik
81	Leo Weisgerber, Bonn	Sprachenrecht und europäische Einheit
82	Otto Kirchheimer, New York	Gegenwartsprobleme der Asylgewährung
83	Alexander Knur, Bad Godesberg	Probleme der Zugewinngemeinschaft
84	Helmut Coing, Frankfurt	Die juristischen Auslegungsmethoden und die Lehren der allgemeinen Hermeneutik
85	André George, Paris	Der Humanismus und die Krise der Welt von heute
86	Harald von Petrikovits, Bonn	Das römische Rheinland. Archäologische Forschungen seit 1945
87	Franz Steinbach, Bonn	Ursprung und Wesen der Landgemeinde nach rheinischen Quellen
88	Jost Trier, Münster	Versuch über Flußnamen
89	C. R. van Paassen, Amsterdam	Platon in den Augen der Zeitgenossen
90	Pietro Quaroni, Rom	Die kulturelle Sendung Italiens
91	Theodor Klauser, Bonn	Christlicher Märtyrerkult, heidnischer Heroenkult und spätjüdische Heiligenverehrung
92	Herbert von Eimen, Bonn	Karl V. und Tizian
93	Friedrich Merzbacher, München	Die Bischofsstadt
94	Martin Noth, Bonn	Die Ursprünge des alten Israel im Lichte neuer Quellen

95	*Hermann Conrad, Bonn*	Rechtsstaatliche Bestrebungen im Absolutismus Preußens und Österreichs am Ende des 18. Jahrhunderts
96	*Helmut Schelsky, Münster*	Der Mensch in der wissenschaftlichen Zivilisation
97	*Joseph Höffner, Münster*	Industrielle Revolution und religiöse Krise. Schwund und Wandel des religiösen Verhaltens in der modernen Gesellschaft
98	*James Boyd, Oxford*	Goethe und Shakespeare
99	*Herbert von Einem, Bonn*	Das Abendmahl des Leonardo da Vinci
100	*Ferdinand Elsener, Tübingen*	Notare und Stadtschreiber. Zur Geschichte des schweizerischen Notariats
102	*Ahasver v. Brandt, Lübeck*	Die Hanse und die nordischen Mächte im Mittelalter
103	*Gerhard Kegel, Köln*	Die Grenze von Qualifikation und Renvoi im internationalen Verjährungsrecht
104	*Heinz-Dietrich Wendland, Münster*	Der Begriff Christlich-sozial. Seine geschichtliche und theologische Problematik
105	*Joh. Leo Weisgerber, Bonn*	Grundformen sprachlicher Weltgestaltung
106	*Herbert von Einem, Bonn*	Das Stützengeschoß der Pisaner Domkanzel. Gedanken zum Alterswerk des Giovanni Pisano
107	*Kurt Weitzmann, Princeton (USA)*	Geistige Grundlagen und Wesen der Makedonischen Renaissance
108	*Max Horkheimer, Frankfurt (Main)*	Über das Vorurteil
109	*Hans Peters, Köln*	Das Recht auf die freie Entfaltung der Persönlichkeit in der höchstrichterlichen Rechtsprechung
110	*Sir Edward Fellowes, K.C.B., C.M.G., M.C., London*	Die Kontrolle der Exekutive durch das britische Unterhaus
111	*Ludwig Raiser, Tübingen*	Die Aufgaben des Wissenschaftsrates
112	*Mario Montanari, Imola/Bologna (Italien)*	Die geistigen Grundlagen des Risorgimento
113	*Josef Pieper, Münster*	Über das Phänomen des Festes
114	*Werner Caskel, Köln*	Der Felsendom und die Wallfahrt nach Jerusalem
115	*Hubert Jedin, Bonn*	Strukturprobleme der Ökumenischen Konzilien
116	*Gerhard Hess, Bad Godesberg*	Die Förderung der Forschung und die Geisteswissenschaften
118	*Walther Hubatsch, Bonn Percy Ernst Schramm, Göttingen*	Die deutsche militärische Führung in der Kriegswende (Das Kulminationsjahr 1943 – Das Ende des Krieges)

AGF-WA Band Nr.		WISSENSCHAFTLICHE ABHANDLUNGEN
1	*Wolfgang Priester, Hans-Gerhard Bennewitz und Peter Lengrüßer, Bonn*	Radiobeobachtungen des ersten künstlichen Erdsatelliten
2	*Leo Weisgerber, Bonn*	Verschiebungen in der sprachlichen Einschätzung von Menschen und Sachen
3	*Erich Meuthen, Marburg*	Die letzten Jahre des Nikolaus von Kues
4	*Hans-Georg Kirchhoff, Rommerskirchen*	Die staatliche Sozialpolitik im Ruhrbergbau 1871–1914
5	*Günther Jachmann, Köln*	Der homerische Schiffskatalog und die Ilias
6	*Peter Hartmann, Münster*	Das Wort als Name (Struktur, Konstitution und Leistung der benennenden Bestimmung)
7	*Anton Moortgat, Berlin*	Archäologische Forschungen der Max-Freiherr-von-Oppenheim-Stiftung im nördlichen Mesopotamien 1956
8	*Wolfgang Priester und Gerhard Hergenhahn, Bonn*	Bahnbestimmung von Erdsatelliten aus Doppler-Effekt-Messungen
9	*Harry Westermann, Münster*	Welche gesetzlichen Maßnahmen zur Luftreinhaltung und zur Verbesserung des Nachbarrechts sind erforderlich?

10	*Hermann Conrad und Gerd Kleinheyer, Bonn*	Carl Gottlieb Svarez (1746–1798) – Vorträge über Recht und Staat
11	*Georg Schreiber †, Münster*	Die Wochentage im Erlebnis der Ostkirche und des christlichen Abendlandes
12	*Günther Bandmann, Bonn*	Melancholie und Musik. Ikonographische Studien
13	*Wilhelm Goerdt, Münster*	Fragen der Philosophie. Ein Materialbeitrag zur Erforschung der Sowjetphilosophie im Spiegel der Zeitschrift „Voprosy Filosofii" 1947–1956
14	*Anton Moortgat, Berlin*	Tell Chuēra in Nordost-Syrien. Vorläufiger Bericht über die Grabung 1958
15	*Gerd Dicke, Krefeld*	Der Identitätsgedanke bei Feuerbach und Marx
16a	*Helmut Gipper, Bonn, und Hans Schwarz, Münster*	Bibliographisches Handbuch zur Sprachinhaltsforschung, Teil I (Erscheint in Lieferungen)
17	*Thea Buyken, Bonn*	Das römische Recht in den Constitutionen von Melfi
18	*Lee E. Farr, Brookhaven, Hugo Wilhelm Knipping, Köln, und William H. Lewis, New York*	Nuklearmedizin in der Klinik. Symposion in Köln und Jülich unter besonderer Berücksichtigung der Krebs- und Kreislaufkrankheiten
19	*Hans Schwippert, Düsseldorf Volker Aschoff, Aachen, u. a.*	Das Karl-Arnold-Haus. Haus der Wissenschaften der AGF des Landes Nordrhein-Westfalen in Düsseldorf. Planungs- und Bauberichte (Herausgegeben von Leo Brandt, Düsseldorf)
20	*Theodor Schieder, Köln*	Das deutsche Kaiserreich von 1871 als Nationalstaat
21	*Georg Schreiber †, Münster*	Der Bergbau in Geschichte, Ethos und Sakralkultur
22	*Max Braubach, Bonn*	Die Geheimdiplomatie des Prinzen Eugen von Savoyen
23	*Walter F. Schirmer, Bonn, und Ulrich Broich, Göttingen*	Studien zum Literarischen Patronat im England des 12. Jahrhunderts
24	*Anton Moortgat, Berlin*	Tell Chuēra in Nordost-Syrien. Vorläufiger Bericht über die dritte Grabungskampagne 1960
26	*Vilho Niitemaa, Turku, Pentti Renvall, Helsinki, Erich Kunze, Helsinki, und Oscar Nikula, Åbo*	Finnland – gestern und heute
27	*Ahasver von Brandt, Heidelberg Paul Johansen, Hamburg Hans van Werveke, Gent Kjell Kumlien, Stockholm Hermann Kellenbenz, Köln*	Die Deutsche Hanse als Mittler zwischen Ost und West

SONDERVERÖFFENTLICHUNGEN

Aufgaben Deutscher Forschung, zusammengestellt und herausgegeben von *Leo Brandt*
Band 1 Geisteswissenschaften · Band 2 Naturwissenschaften
Band 3 Technik · Band 4 Tabellarische Übersicht zu den Bänden 1–3

Festschrift der Arbeitsgemeinschaft für Forschung des Landes Nordrhein-Westfalen zu Ehren des Herrn Ministerpräsidenten *Karl Arnold* anläßlich des fünfjährigen Bestehens am 5. Mai 1955

Jahrbuch 1963 des Landesamtes für Forschung
Herausgeber: Der Ministerpräsident des Landes Nordrhein-Westfalen — Landesamt für Forschung —

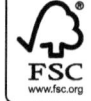

MIX
Papier aus verantwortungsvollen Quellen
Paper from responsible sources
FSC® C105338

If you have any concerns about our products,
you can contact us on
ProductSafety@springernature.com

In case Publisher is established outside the EU,
the EU authorized representative is:
Springer Nature Customer Service Center GmbH
Europaplatz 3, 69115 Heidelberg, Germany

Printed by Libri Plureos GmbH
in Hamburg, Germany